看護を測る

因子分析による質問紙調査の実際

柳井晴夫・井部俊子
［編］

朝倉書店

執筆者（執筆順）

柳井晴夫*（やない はるお）	聖路加看護大学大学院看護学研究科・教授
井部俊子*（いべ としこ）	聖路加看護大学・学長 同大学院看護学研究科・教授
奥　裕美（おく ひろみ）	聖路加看護大学大学院看護学研究科・博士後期課程
成瀬和子（なるせ かずこ）	神戸市看護大学看護学部・准教授
萩本孝子（はぎもと たかこ）	順天堂大学医学部附属順天堂医院看護部・看護師長
根岸　薫（ねぎし かおり）	川崎市役所
菱沼由梨（ひしぬま ゆり）	東京医療保健大学医療保健学部・講師
小林康江（こばやし やすえ）	山梨大学大学院医学工学総合研究部・教授
宇城　令（うしろ れい）	自治医科大学看護学部・講師
中村幸代（なかむら さちよ）	慶應義塾大学看護医療学部・講師

*は編者

はじめに

看護学の領域においては近年，生活の質（QOL）や職務満足度，ストレス，抑うつ・不安，看護現象など様々な要素について，看護師，保健師，助産師がそれぞれの領域で使用することのできるアセスメントツールを開発するために，質問紙を用いた研究が増えてきている．こうしたツールを共通の指標として利用することによって，看護師，保健師，助産師のだれもが実践のなかですでに十分に行っていたこと，行ったつもりでいたけれど実際にどうなったのか確認してこなかったこと，これまで気がつくことができなかったことなどについて，客観的な視点から評価することができるようになる．さらにその結果は，実践上の課題を解決したり，実践内容の改善のための工夫をすることにつながる．したがって，こうしたツールの開発が十分な統計的分析と検討のもとに行われることは，看護が提供しうるサービスの向上のために必須である．

看護学，保健学はもとより，心理学，教育学，社会学の分野の研究においては，個人の心理的側面である意識や感情，状態，欲求，態度，能力，興味，性格などといった行動の強さを測定するツールとして，それぞれと関連する複数個の項目を含む質問紙を作成し，それらの項目のすべてに与えられる得点を合計して尺度得点とみなすことが少なくない．例えば，本書 Part I 第 3 章で紹介される共感性を例にとって，共感性を測る項目として，以下の 5 項目が考案されていたとしよう．

① 他人の苦しみがよくわかる（0.764）
② 他人の気持ちが人一倍よくわかる（0.746）
③ 人のために尽くすことは好きだ（0.643）
④ たとえ自分は損をしても友人の逆境はみすごせない（0.620）
⑤ 人一倍感受性が豊かである（0.540）

このとき，共感性を測るにふさわしいとみられる ① ～ ⑤ までの項目について合計点を求め，それを共感性の強さを示す尺度得点とみなすことは，合理的である．しかし，以下の⑥ を ① ～ ⑤ と一緒に共感性の項目に含めて，① ～ ⑤ の合計点に加算することは望ましくない．

⑥ 捨て犬，捨て猫を見捨てるのはつらい（0.291）

なぜならば，項目 ① ～ ⑤ と項目 ⑥ は，内容的に異質であることが，因子分析によって計算される因子負荷量（各項目の右括弧内の数値の大きさ）から検証することができるからである．

質問紙によるアセスメントツールを開発する場合，調査終了後，作成された調査項目を同一の意味内容をもつ項目群に分類し，それらの強さを数量化し，一種の合計点を求める「尺度化」とよばれる手続きが必要となる．この尺度化の手順として用いられる統計的手法が，本書のメインテーマである因子分析，または主成分分析である．本書は，看護学の課題における尺度構成を行うために必要不可欠なこれら 2 手法の原理について，事例を通して説明するものである．

本書は大きく2部に分かれる．Part Iの第1章では，20世紀当初に考案された因子分析の1因子モデル，およびそれを発展させた多因子モデルについて紹介し，つづいて第2章で尺度構成について不可欠な概念である妥当性および信頼性の考えかたについて解説する．次に具体例を通して，読者に平易に理解していただけるよう，第3章においては，編者の1人である柳井が日野原・柳井・高木（1983），佐伯・高木・柳井（1988）において行った生活習慣に関する研究で収集したデータを用いて尺度構成の手順を解説する．さらに，因子間の相関を許容する斜交回転が，1980年代から2000年にかけて発展したが，その嚆矢となった，新性格検査（柳井・柏木・国生，1987）の論文の詳細について第4章で詳述した．

Part IIにおいては，看護学領域における8つの課題を選び，それぞれの執筆者が行った因子分析における尺度構成の手順，およびその結果を紹介する．それぞれの課題を測定するとみられる完成した測定尺度には表現されない，たとえば質問項目の取捨選択や尺度のネーミングにあたって迷った点などの試行錯誤についても記すことを依頼した．本書全体を通読することによって，これまで，因子分析を学んだことがない場合でも，看護領域における因子分析を用いた尺度構成の方法が，自ずと体得されることであろう．読者が実際に尺度構成を行うにあたり，こうした生の情報はきっと役に立つはずである．なお分析結果については，できる限り詳細に紹介するよう依頼した．さらにPart IIの後半の2論文（第10および12章）では，共分散構造分析（構造方程式モデリング）を使用している．この分析方法は今後その使用が広まることが予想される．

なお，これらの8つの課題の末尾には，2名の編者（井部，柳井）によるコメントを加えた．

編者のうちの柳井は，心理学，医学，看護学の学生，大学院生に長年にわたり因子分析を講義した経験をもっている．一方，井部は，看護関連領域の研究と学生指導において因子分析をしばしば利用した経験をもっている．本書はそれらの経験が集大成された成果として生まれたものである．本書を通して，看護を測る統計手法である因子分析が，看護学の関連分野における課題解決により広く貢献できるようになることを願いたい．

ところで，2011年3月11日に起きた未曾有の東日本大震災，それに誘発された原発問題などについては，すでに1年以上経過した現在においても，日本国政府をはじめとする関係省庁だけでなく，一般からの支援がまだまだ必要であることはいうまでもない．とくに本書の編者，執筆者のすべてが看護職または看護学の研究者であることから，自分の立場でできる出来る限りの支援を行い続けることが焦眉の急であると感じている．このような点に鑑み，われわれ本書の編者，および著者の計10名はささやかではあるが，本書の印税を迅速な復興のための資金として使っていただけるよう，関連機関に申し入れる所存である．

最後になるが本書の企画にご賛同いただき，きわめて短期間のうちに出版にこぎつけていただいた朝倉書店編集部の方々に深謝の意を表したい．

2012年4月

編者　柳井晴夫
井部俊子

目　　次

Part I

因子分析法とは何か
—その理論と適用法をめぐって

柳井晴夫

人間の多様な行動を注意深く観察すると何らかの規則性が存在する．こういった規則性は病院で働く看護師においてももちろん観察される．例えば「知能」「実践能力」「性格」「社会的態度」といった「くくり（名称）」の優劣は「変数」とみなして表されるが，これらの変数は直接観測できるものではなく，あくまで仮説的な構成概念であって，潜在変数（latent variable）または因子（factor）とよばれる．

これらの因子は，例えば「性格」であれば，協調性，共感性，持続性，綿密性など性格を構成すると思われるような要素を測定できる性格検査（テストや質問票）を開発し，それらを実際に看護師に実施することにより，観測可能な変数となる．潜在的変数として定義された「知能」であっても，これまでに開発されている各種の知能検査の利用によって，推定が可能となる．こういった，性格検査における協調性，持続性といった尺度得点や知能検査における得点は，実際の測定値が得られるという意味で，顕在変数（manifest variable）または観測変数（observed variable）とよばれる．

因子分析（factor analysis）とは観測される多数の変数間の相関関係を分析して，測定した変数より少ない数の因子（潜在変数，または仮説的構成概念とよばれる）によって説明する一連の統計的分析手法である．

1. 因子分析の基本原理

1.1 因子分析とは

因子分析とは観測される多数の変数間の相関関係を分析して，測定した変数より少ない数の因子（潜在変数，または仮説的構成概念とよばれる）によって説明する一連の統計的分析手法である．1903年にフランスのビネー（A. Binet）によって知能指数の概念が導入されたすぐ直後に，イギリスのスピアマン（C. E. Spearman）によって知能構造の分析手法として定式化されたものがその嚆矢である．

スピアマンは，すべての能力は，あらゆる知的活動に必要とされる能力の一般因子（general factor）とそれぞれの領域に固有な独自因子（specific factor）に分離されるものと定式化し，因子分析の1因子モデルを提唱した．

イギリスで開発された因子分析は，1920年代から30年代にかけてアメリカに広まり，人の基本能力は，複数個の因子に分離されるものであると定式化したアメリカ・ノースカロライナ大学のサーストン（L.L. Thurstone）によって因子分析の多因子モデルが提唱された．

本章では，因子分析の歴史的発展の経緯をたどりながら，因子分析法の数学的基本原理とその適用法について解説する．

1.2 因子分析の1因子モデル

スピアマンは古典，フランス語，英語，数学，音程弁別度，音楽的才能のそれぞれを測定する6つのテストを9歳～13歳の子どもに実施し，得られたテストの得点間の相関係数（コラム1参照）を求めたところ，表1.1の結果が得られた．

すなわち，上記の6つのテストの成績を，$x_1, x_2, \cdots, x_6$ とすれば，それらは，それぞれのテストに正答するための知的活動に必要とされる能力である一般因子 F とそれぞれの領域に固有な独自因子 e_j（$j=1, \cdots, 6$）の和に分離される．ただし，テスト x_j に対する因子 F の影響の程度（重み係数）は x_j に対する F の回帰係数として計算されるもので，因子負荷量 a_j とよばれる．

このとき，因子分析の1因子モデルとよばれる次の6つの式が導かれる．

テスト1（x_1）の成績＝a_1×共通因子 F（一般因子）＋テスト1の独自因子（e_1）

テスト2（x_2）の成績＝a_2×共通因子 F（一般因子）＋テスト2の独自因子（e_2）

⋮

テスト6（x_6）の成績＝a_6×共通因子 F（一般因子）＋テスト6の独自因子（e_6）

表 1.1 スピアマンの相関係数行列

	古典	フランス語	英語	数学	音程弁別度	音楽的才能
古典	1					
フランス語	0.83	1				
英語	0.78	0.67	1			
数学	0.70	0.67	0.64	1		
音程弁別度	0.66	0.65	0.54	0.45	1	
音楽的才能	0.63	0.57	0.51	0.51	0.40	1

ここで，変数の個数を6からpと一般化しよう．このとき，p個のテストx_j（$j=1, \cdots, p$）に関する共通因子（common factor）をFとすれば，1因子モデルは次のように記述される．

$$x_1 = a_1F + e_1,\ x_2 = a_2F + e_2, \cdots,\ x_p = a_pF + e_p \tag{1.1}$$

ただし上記の共通因子Fと独自因子e_j（$j=1, \cdots, p$）の間には，次の3つの仮定が成り立っているものとする．

仮定1：共通因子Fと独自因子（$e_1, e_2, \cdots, e_p$）は無相関である．

仮定2：$e_1, e_2, \cdots, e_p$のうち，異なる変数x_i, x_j（$i \neq j$）に対応する独自因子e_i, e_j（$i \neq j$）は無相関である．

仮定3：各変数の得点の平均を0，分散を1，さらに，共通因子の平均を0，分散を1とすると，独自因子の分散（独自性）は0より大きく1より小さい．

それぞれの観測変数が標準化（平均0，標準偏差1）されているものと仮定できるから，変数x_jとx_kの相関係数をr_{jk}とすると，

$$r_{jk} = \mathrm{cov}(x_j, x_k) = \mathrm{cov}(a_jF + e_j,\ a_kF + e_k) = (a_j)(a_k) \tag{1.2}$$

より，相関係数r_{jk}の値は変数x_jと変数x_kの因子負荷量の積a_ja_kとなる（$\mathrm{cov}(x_j, x_k)$についてはコラム1を参照）．

◆ コラム 1 ◆　相関係数のベクトルによる表現

20代のn人の女性によって測定された身長（cm），体重（kg）をそれぞれ，(x_1, y_1)，(x_2, y_2)，…，(x_n, y_n)としよう．このとき，X，Yの平均値を$\bar{X}$，$\bar{Y}$とすれば，xおよびyのデータから，x，yの平均値$\bar{x}$，$\bar{y}$を引いたn次元の平均偏差ベクトルは次のようになる．

$$\boldsymbol{x} = \begin{pmatrix} x_1 - \bar{x} \\ x_2 - \bar{x} \\ \vdots \\ x_n - \bar{x} \end{pmatrix}, \quad \boldsymbol{y} = \begin{pmatrix} y_1 - \bar{y} \\ y_2 - \bar{y} \\ \vdots \\ y_n - \bar{y} \end{pmatrix}$$

したがって，xとyの共分散$\mathrm{cov}(x, y)$，xとyの標準偏差$s(x)$，$s(y)$は2つのベクトル$\boldsymbol{x}$と$\boldsymbol{y}$の内積により

$$\mathrm{cov}(x, y) = \frac{1}{n}\sum_{i=1}^{n}(x_i - \bar{x})(y_i - \bar{y}) = \frac{1}{n}(\boldsymbol{x}, \boldsymbol{y}),$$

$$s(x) = \sqrt{\frac{1}{n}\sum_{i=1}^{n}(x_i - \bar{x})^2} = \sqrt{1/n}\,\|\boldsymbol{x}\|,\quad s(y) = \sqrt{\frac{1}{n}\sum_{i=1}^{n}(y_i - \bar{y})^2} = \sqrt{1/n}\,\|\boldsymbol{y}\|$$

となる．これより，現在広く使われているxとyの相関係数（ピアソンの相関係数）は次の

ように，2つのベクトル $\boldsymbol{x}$ と $\boldsymbol{y}$ のなす角 θ の余弦と定義される．すなわち，

$$r(x,y)=\frac{\sum_{i=1}^{n}(x_i-\bar{x})(y_i-\bar{y})}{\sqrt{\sum_{i=1}^{n}(x_i-\bar{x})^2}\sqrt{\sum_{i=1}^{n}(y_i-\bar{y})^2}}=\frac{s(x,y)}{s(x)\times s(y)}=\frac{(\boldsymbol{x},\boldsymbol{y})}{\|\boldsymbol{x}\|\times\|\boldsymbol{y}\|}=\cos\theta(\boldsymbol{x},\boldsymbol{y})$$

したがって，x と y の相関係数 $r(x,y)$ と $\boldsymbol{x}$ と $\boldsymbol{y}$ のベクトルの角度 $\theta(\boldsymbol{x},\boldsymbol{y})$ との関係は図のようになる．

計算例：男子学生20名の身長（X），体重（Y）が以下のように与えられている．

番号	X〈身長〉	Y〈体重〉	番号	X	Y	番号	X	Y	番号	X	Y
1	183	76	6	159	56	11	164	52	16	150	48
2	181	59	7	171	60	12	161	51	17	158	51
3	170	57	8	168	61	13	160	47	18	159	49
4	179	71	9	175	75	14	158	48	19	153	56
5	170	61	10	162	52	15	156	58	20	178	58

このとき，X と Y の平均値，標準偏差，相関係数 r_{xy} は次のようになる．

$$\bar{x}=165.65,\quad \bar{y}=57.39,\quad s_x=9.826,\quad s_y=8.511,\quad r_{xy}=0.767$$

なお，上記で示した相関係数には次の性質が成立する．

性質1：相関係数 $r(x,y)$ の最大値は1，最小値は -1 である．相関係数が1に近いほど，一方の変数 x の値が大きく（小さく）なると他方の変数 y の値も大きく（小さく）なり，x と y の間には正相関があるという．一方，相関係数が -1 に近付くと，一方の変数の値が大きく（小さく）なると他方の変数の値は小さく（大きく）なり，x と y の間には負相関があるという．相関係数 r_{xy} の絶対値が0に近付くと，2つの変数の大小に特定の関係はみられない．

性質2：2組の変数 x, y を $X=ax+b$，$Y=\alpha y+\beta$ と変換した場合，a, α の値がともに同符号であれば，x と y の相関係数 $r(x,y)$ は，X と Y の相関係数 $r(X,Y)$ に等しい．a, α の値がともに異符号であれば，$r(X,Y)=-r(x,y)$ となる（相関係数は2つのベクトル $\boldsymbol{x}$ と $\boldsymbol{y}$ のなす角度 θ の余弦 $\cos\theta$ であることより，この結果は明らか）．

性質3：$r(x,y)=1/2$，$r(y,z)=1/2$，とすれば，$r(x,z)$ の最大値は1，最小値は $-1/2$ となることは明らかである（ベクトル $\boldsymbol{x}$ と $\boldsymbol{y}$ の角度は60度，$\boldsymbol{y}$ と $\boldsymbol{z}$ の角度は60度，した

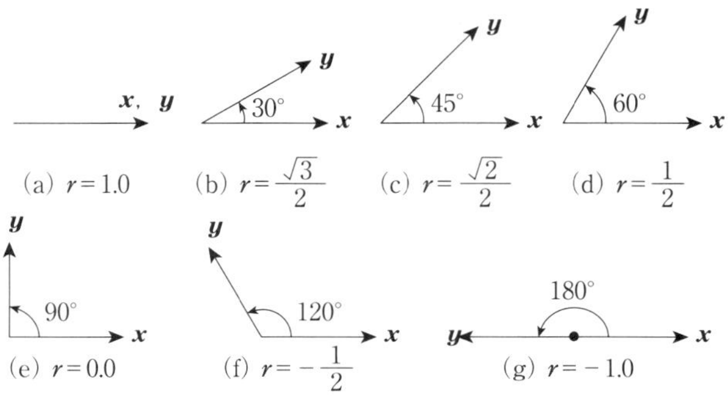

図　相関係数 $r=r(x,y)$ のベクトルによる表現

がって，ベクトル $\boldsymbol{x}$ と $\boldsymbol{z}$ の角度の最大値は120度，最小値は0度となるから）．

さらに一般化すれば $r(x, y)=a$，$r(y, z)=b$，$r(x, z)=c$ のとき，次の不等式が成立する．

$$ab-\sqrt{(1-a^2)(1-b^2)} \leqq c \leqq ab+\sqrt{(1-a^2)(1-b^2)}$$

上式は，3×3の相関係数行列の行列式

$$\det(R)=\det\begin{pmatrix}1 & a & c\\ a & 1 & b\\ c & b & 1\end{pmatrix}=1+2abc-a^2-b^2-c^2 \geqq 0$$

が非負となることと同値である．このとき，$r(x, y)=1/2$，$r(y, z)=1/2$，とすれば，$r(x, z)$ の最大値である c は1，最小値は $-1/2$ となる．

性質4：3組の変数 x, y，および z の相関係数がある特定の値 a に等しいとき，$-1/2 \leqq a \leqq 1$ となる．

1.3 因子分析の多因子モデル

イギリスで開発された因子分析は，アメリカに広まり，1930年代には，ノースカロライナ大学のサーストンによる因子分析の多因子法が広まった．

サーストンは大学生に実施した57種類の知能テストの結果を因子分析し，人の基本能力は，① 言語的能力，② 言語の流暢性，③ 数の能力，④ 記憶力，⑤ 推理力，⑥ 空間把握力，⑦ 知覚の速さ，の7つの因子に分かれるという能力の多因子説を発表した．

これに刺激された，ギルフォード（J. P. Guilford），アイゼンク（H. J. Eysenck），キャッテル（R. Cattel）らの性格心理学者は，性格特性の研究に因子分析の多因子法が適用できることに着目し，性格特性の次元数の推定研究に没頭した．この流れは，1990年代のキャッテル・ホーン・キャロル（CHC）（Caroll, 1993）の3層理論（流動性知能，結晶性知能），BIG FIVE理論（性格の次元は5である）（McCrae & Gosta, 1996）に結びついた．この他に，因子分析の多因子モデルの普及は，オズグッド（C. Osgood）による意味論の3因子，すなわち「評価」「力量」「活動」の発見につながった．

ここで，p 個の変数（観測変数）を $x_1, x_2, \cdots, x_p$，これらの観測変数の変動を説明する m 個の共通因子を $F_1, F_2, \cdots, F_m$，それぞれの因子に対する観測変数 $x_1, \cdots, x_p$ の寄与の程度（重み変数）を $a_{11}, a_{12}, \cdots, a_{1m}, \cdots, a_{ij}, \cdots, a_{p1}, \cdots, a_{pm}$（因子負荷量）とすれば，因子分析の多因子モデルは次のように表される．

$$\begin{aligned}x_1&=a_{11}F_1+\cdots+a_{1m}F_m+e_1\\x_2&=a_{21}F_1+\cdots+a_{2m}F_m+e_2\\&\vdots\\x_p&=a_{p1}F_1+\cdots+a_{pm}F_m+e_p\end{aligned} \tag{1.3}$$

つまり，上式の左辺の x_j を第 j 番目の知能テストの成績としたとき，それぞれのテストは，m 個の共通因子 F_k $(k=1, \cdots, m)$ とテスト x_j に固有な独自因子 e_j の線形結合によって表されることになる．これらの因子はすべてのテストに共通に現れるもので，共通因子とよばれる．その現れの程度はテストによって異なるため，(1.3) 式における係数 $a_{11}, a_{12}, \cdots, a_{1m}, \cdots, a_{p1}, \cdots,$

a_{pm} によって p 個のテスト x_j（$j = 1 \cdots p$）が，それぞれの因子 $F_1, F_2, \cdots, F_m$ に関連する強さが示される．ここで，次の仮定が置かれる．

仮定 1：共通因子 F_j と独自因子 e_k は無相関

仮定 2：独自因子 $e_1, \cdots, e_p$ は互いに無相関

ただし，m 個の共通因子 $F_1, F_2, \cdots, F_m$ については

仮定 3.1：$F_1, F_2, \cdots, F_m$ は無相関

仮定 3.2：$F_1, F_2, \cdots, F_m$ は無相関ではない

の仮定がおかれる．仮定 3.1 が成立する多因子モデルは直交解，仮定 3.2 が成立する多因子モデルは斜交解とよばれる．

直交解の場合，j 番目の変数 x_j と k 番目の変数 x_k の相関係数 $r(x_j, x_k) = r_{jk}$ は対応する因子負荷量の積和として以下のように表現される．

$$r_{jk} = r(x_j, x_k) = a_{j1}a_{k1} + a_{j2}a_{k2} + \cdots + a_{jm}a_{km} \tag{1.4}$$

1.4 共通因子数はどのように決めたらよいか

因子分析の多因子モデルにおいて得られた複数個の因子から，いくつの因子を残し，いくつの因子を捨てるのかということについては，どのように決めるのであろうか．

最も頻繁に用いられる基準は，因子分析にかける相関係数行列の固有値の大きさである．ここで，表 1.1 の相関係数行列のすべての固有値（コラム 2 参照）は 4.103，0.615，0.511，0.357，0.270，0.139 となり，全部で変数の個数に等しい 6 個の固有値が得られ，それらの 6 つの固有値の総和は変数の個数 6 に一致する．このため，表 1.1 の 6 変数からは共通因子数 1 が示唆される．因子分析における共通因子数の推定法として，1 より大きい固有値の個数が最適な因子数として採用されることが多い．このような固有値 1 以上の個数を最小の共通因子数とする基準は，カイザー・ガットマン基準（Kaiser−Guttman criterion）とよばれことがある．ただし，この基準は，共通因子数を過大視する傾向が強く，これを避けるために，固有値の大きさをプロットして，固有値の減少状態によって因子数を決定するスクリープロット基準（例えば図 3.1 参照）が推奨されることが少なくない．この場合，最大固有値 4.103 と 2 番目に大きい固有値 0.615 の差は，固有値の大きさが 3.488 減少したことにより，スクリープロット基準によっても共通因子数 1 が支持される．

さて共通因子数の推定法としては，これまでに述べた，① 相関係数行列の固有値で 1 以上の個数，② スクリープロット規準，の他に，③ 因子負荷量の平方和によって定義される共通因子分散（寄与率，累積寄与率）がある程度大きくなる因子数，がある．この他，分析に用いる変数が多変量正規分布に従っているとみなされる場合，④ 尤度比およびそれに基づく AIC（赤池情報量規準）による共通因子数の推定法，がある．

しかし，一般的にいえば，共通因子数を多くとると不適解（improper solution）が生じやすい（詳しくは，市川（2010）参照）．特に，因子分析にかける変数の個数の 1/2 より多い数の共通因子を求めようとすると計算が止まってしまう（識別不能解が得られことになるため）．このような観点からいえば，最も大事な共通因子数の推定基準は因子の解釈可能性であるとい

表 1.2　共通第 1 次学力試験（1979 年）5 教科間の成績の相関係数行列

	国語	社会	数学	理科	英語
国語	1				
社会	0.537	1			
数学	0.402	0.504	1		
理科	0.478	0.624	0.644	1	
英語	0.562	0.587	0.563	0.576	1

える（これらについては，Part II の 8 つの実際例で詳述する）.

表 1.2 に 1 因子モデルが成立する例として 1979 年に最初に実施された共通第 1 次学力試験（現在の大学入試センター試験の先駆的試験）の 5 教科の成績間の相関係数行列を示した.

相関係数の大きさに関しては，数学と理科の間にみられる 0.644 が最も高く，最も低い相関係数は数学と国語の間の 0.402 で，全体の相関係数の平均値は 0.548 とかなり高い.

読者の多くは，数学と国語の相関はもっと低く，マイナスになってもおかしくないのではないかと考えるかもしれない．しかし，現在のセンター試験受験は国公立大学受験者には必須となっているため，受験者の基礎学力は比較的高い．それゆえにすべての科目間の相関係数が高くなっていると考えられる．したがって，センター試験のいずれの教科の成績もよい人は，総合学力が高いと考えられる．そこですべての科目の合計点を求め，その得点の高いものから順に合格させることが少なくない．その統計学的な根拠は，次節に述べる主成分分析にある.

◆ コラム 2 ◆　正方行列の固有値と固有ベクトル

p 個の変数間の相関係数行列を R，p 次の重みベクトルを，$w'=(w_1, w_2, w_3, \cdots, w_p)$，正方行列 R の固有値を λ とすれば，

$$R=\begin{pmatrix} 1 & r_{12} & r_{13} & \cdots & r_{1p} \\ r_{21} & 1 & r_{23} & \cdots & r_{2p} \\ r_{31} & r_{32} & 1 & \cdots & r_{3p} \\ \vdots & \vdots & \vdots & & \\ r_{p1} & r_{p2} & r_{p3} & \cdots & 1 \end{pmatrix}\begin{pmatrix} w_1 \\ w_2 \\ w_3 \\ \vdots \\ w_p \end{pmatrix}=\lambda\begin{pmatrix} w_1 \\ w_2 \\ w_3 \\ \vdots \\ w_p \end{pmatrix}$$

を満たす固有値 λ は次の λ に関する p 次方程式の非負値をとる根となる．すなわち，

$$\lambda=\lambda_1 \geqq \lambda_2 \geqq \cdots \geqq \lambda_p \geqq 0$$

ただし，

$$\phi(\lambda)=\det(R-\lambda I_p)=(-1)^{p-1}(\lambda-\lambda_1)(\lambda-\lambda_2)(\lambda-\lambda_3)\cdots(\lambda-\lambda_p)=0.$$

例 1：$p=2$ の場合

$$\begin{pmatrix} 1 & 1/2 \\ 1/2 & 1 \end{pmatrix}\begin{pmatrix} w_1 \\ w_2 \end{pmatrix}=\lambda\begin{pmatrix} w_1 \\ w_2 \end{pmatrix} \rightarrow \det\begin{pmatrix} 1-\lambda & 1/2 \\ 1/2 & 1-\lambda \end{pmatrix}=(1-\lambda)^2-(1/2)^2=(3/2-\lambda)(1/2-\lambda)=0$$

λ の 2 根は $\lambda_1=3/2$，$\lambda_2=1/2$（第 1 固有値，第 2 固有値），平方和が 1 に等しくなるように固有ベクトル $\boldsymbol{w}$ と $\boldsymbol{v}$ を決めると，

$$\boldsymbol{w}=(w_1,\ w_2)'=(\sqrt{1/2},\ \sqrt{1/2})', \qquad \boldsymbol{v}=(v_1,\ v_2)'=(\sqrt{1/2},\ -\sqrt{1/2})'$$

2 つの固有ベクトル $\boldsymbol{w}$ と $\boldsymbol{v}$ は，$(\boldsymbol{w}, \boldsymbol{v})=0$ より直交する.

例 2：$p=3$ の場合

表　表 1.1 の結果の主成分分析によって得られる主成分負荷量

	F1	F2	F3	F4	F5	F6
古典	0.937	−0.026	−0.019	0.076	−0.138	0.311
フランス語	0.894	−0.094	0.005	−0.136	−0.381	−0.167
英語	0.842	−0.002	−0.245	0.457	0.099	−0.111
数学	0.804	0.200	−0.399	−0.339	0.197	−0.007
音程弁別度	0.743	−0.560	0.277	−0.094	−0.221	−0.022
音楽的才能	0.721	0.506	0.464	0.011	0.088	−0.037

$$\begin{pmatrix} 1 & \sqrt{3}/2 & 1/2 \\ \sqrt{3}/2 & 1 & \sqrt{3}/2 \\ 1/2 & \sqrt{3}/2 & 1 \end{pmatrix}\begin{pmatrix} w_1 \\ w_2 \\ w_3 \end{pmatrix}=\lambda\begin{pmatrix} w_1 \\ w_2 \\ w_3 \end{pmatrix}$$

$$\det\begin{pmatrix} 1-\lambda & \sqrt{3}/2 & 1/2 \\ \sqrt{3}/2 & 1-\lambda & \sqrt{3}/2 \\ 1/2 & \sqrt{3}/2 & 1-\lambda \end{pmatrix}=-(\lambda-5/2)(\lambda-1/2)\lambda=0$$

固有値：5/2，1/2，0（合計＝3）

$\lambda_1+\lambda_2+\lambda_3=5/2+1/2+0=3$（変数の個数の合計に一致）

相関係数行列の固有値 5/2 と 1/2 に対応する固有ベクトル $\boldsymbol{w}$ と $\boldsymbol{v}$ は次のようになる．

$$\lambda_1=5/2,\ \ \boldsymbol{w}=(\sqrt{3/10},\ 2/\sqrt{10},\ \sqrt{3/10})$$

$$\lambda_2=1/2,\ \ \boldsymbol{v}=(1/\sqrt{2},0,\ -1/\sqrt{2})$$

このとき，成分負荷量は，

$$a=\sqrt{5/2}\,\boldsymbol{w}=(\sqrt{3}/2,1,\sqrt{3}/2),\ \ b=\sqrt{1/2}\,\boldsymbol{v}=\sqrt{1/2}\,(1/\sqrt{2},0,\ -1/\sqrt{2})=(1/2,0,\ -1/2)$$

となる．

計算例：表 1.1 に基づく 6×6 の相関係数行列のすべての固有値とそれに対応する固有ベクトル（ただし，平方和が固有値に等しくなるように計算する）を求めると上の表のようになる．この結果は主成分分析の結果と一致するもので，第 1 主成分 F_1 は，すべての科目に 0.7 以上の負荷量をもつ，総合能力を表す成分である．第 2 主成分 F_2 の負荷量は，音程弁別度で −0.560，音楽的才能で 0.506 と分かれる他は，他の成分に大きな数値はみられない．第 3 ～ 6 主成分 F_3 ～ F_6 は，1 つずつの科目にしか高い負荷量がみられないので，独自因子である．

1.5 主成分分析と因子分析

ここで，ある大学の入学試験において国語，社会，数学，理科，英語といった 5 つの教科で入学試験が行われたとする．これらの 5 つの教科の成績に対する重みを w_1, w_2, w_3, w_4, w_5 とすれば，重み付き合計点は

$$f_1=w_1\times 国語+w_2\times 社会+w_3\times 数学+w_4\times 理科+w_5\times 英語$$

と表すことができる．これらの重み w_1, w_2, w_3, w_4, w_5 をいろいろに変化させることによって，いく種類もの重み付き合計点（合成得点ともよばれる）を求めることができる．単純な合計点

はすべての重みを 1，すなわち，$w_1 = w_2 = w_3 = w_4 = w_5 = 1$ としたものに他ならない．しかし，これらの重みに何らかの制約をつけないと，重み付き得点が過度に大きくなったり小さくなったりする．そこで，重み $w_1, w_2, \cdots, w_5$ の平方和を 1，すなわち，

$$(w_1)^2 + (w_2)^2 + (w_3)^2 + (w_4)^2 + (w_5)^2 = 1$$

という制約条件をつけた上で，合成得点 f_1 の分散を最大にする重み $w_1, w_2, \cdots, w_5$ を定めることにする．この方法が多変量解析の主成分分析（principal component analysis）とよばれる手法である．このようにして求められた f_1 が第 1 主成分，または第 1 主成分得点とよばれる．主成分分析とは，分析にかける複数個の変数の相関係数を求め，それらがもつ情報をなるべく少数の合成得点（主成分）に変換するもので，得られる合成変数の個数が 2 以上になることも少なくない．ここで，先に示した 5 教科に対する重み $w_1, w_2, \cdots, w_5$ に変えて，$v_1, v_2, \cdots, v_5$ とし，それによって得られる合成得点

$$f_2 = v_1 \times \text{国語} + v_2 \times \text{社会} + v_3 \times \text{数学} + v_4 \times \text{理科} + v_5 \times \text{英語}$$

の分散を次の 2 つの制約条件

① $(v_1)^2 + (v_2)^2 + (v_3)^2 + (v_4)^2 + (v_5)^2 = 1$，　② f_2 と f_1 は無相関

のもとで，最大にする重み $v_1, v_2, \cdots, v_5$ を定める．このように定められた f_2 が第 2 主成分とよばれるもので，全部で変数の個数に等しい数の主成分を得ることができる．以上述べた，重みベクトル $w = (w_1, w_2, w_3, w_4, w_5)$，および，各主成分の分散に等しい固有値の計算は，数学的には相関係数行列の固有値と固有ベクトル（コラム 2 参照）を求めることに帰着され，第 1 主成分の寄与率がほぼ 40% を超えていれば，その主成分の 1 次元性が確認されたことになる．

ここで表 1.2 の相関係数行例を主成分分析した結果を表 1.3 に示した．全部で 5 つの主成分が得られ，それぞれの主成分の分散に相当する 5 つの固有値とその寄与率（括弧内）は 3.197（63.39%），0.644（12.88%），0.451（9.02%），0.394（7.88%），0.313（6.26%）となった．したがって，1 より大きい固有値をもつ主成分の数は 1 であるから，共通第 1 次学力試験で測定される共通因子数は 1 である．したがって，この共通因子が，5 教科を解くのに必要とされる一般能力因子（general ability factor）であることは明らかであろう．

さらに，それぞれの主成分と各教科の成績の相関係数である主成分負荷量を表 1.3 に示した．第 1 主成分の主成分負荷量を X 軸（I 軸），第 2 主成分の主成分負荷量を Y 軸（II 軸）にして，5 教科の位置を 2 次元ベクトルで示したものが図 1.1 である．明らかに，5 教科の成績はすべて第 1 主成分と高い相関がみられるが，第 2 主成分に関し

表 1.3　表 1.2 の相関係数行列に基づく主成分分析の結果

主成分	主成分負荷量				
	第 1 主成分	第 2 主成分	第 3 主成分	第 4 主成分	第 5 主成分
国語	0.736	0.573	−0.182	−0.311	−0.026
社会	0.817	0.105	0.498	0.127	−0.240
数学	0.779	−0.470	−0.269	−0.136	−0.286
理科	0.837	−0.271	0.178	−0.193	0.397
英語	0.826	0.103	−0.257	0.475	0.127
固有値	3.197	0.644	0.451	0.394	0.313
寄与率	63.39	12.88	9.02	7.88	6.26

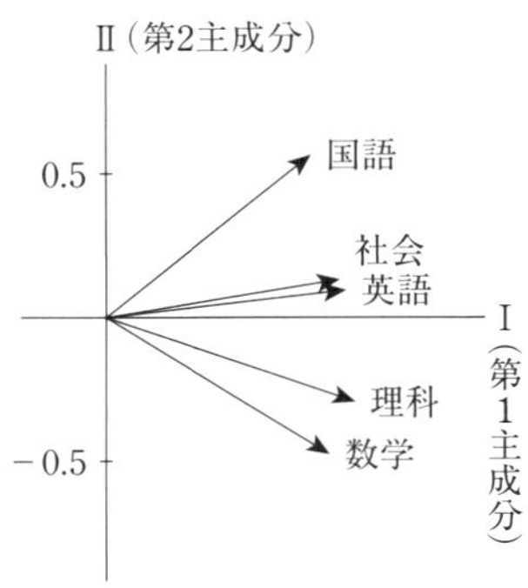

図 1.1

ては，国語と社会，英語が正の方向に，理科と数学が負の方向に位置づけられている．第3主成分にプラスの負荷量の高い教科は，社会と理科，マイナスの負荷量の高い教科が，国語，数学，英語となっている．

1.6 因子分析における回転

因子分析によって，得られた因子の解釈にあたっては，どのように因子軸を回転させるかが重要なポイントである．

主成分分析によって得られた因子軸を原点を中心として回転することにより，ある変数を，1つまたはごく少数の因子によってのみ説明することが可能になる．ここで，p 個の変数を因子分析して r 個（$r < p$）の共通因子が得られた場合，変数を行，因子を列とする $p \times r$ 行列を因子負荷量行列とよび，$\langle p \times r \rangle$ 型行列 A で表すことにしよう．

ある与えられた因子負荷量行列 A が次の4つの基準，

(1) 因子負荷量行列 A の各行は少なくとも1つの0を要素としてもつ．

(2) 因子負荷量行列 A の共通因子数を m とすると，各列は少なくとも m 個の0を要素としてもつ．

(3) A の任意の列において，一方の列にのみ含まれ，他方の列には含まれないような若干の変数がある．

(4) 4個以上の共通因子を有する場合，A の任意の2列に関し，大半の変数を共有せず，ごく僅少の変数のみ共有する．

を満たす場合，得られた因子負荷量行列は単純構造（simple structure）をもつという．単純構造に近いほどそれらの因子の解釈が容易になる．表1.4の例をみよう．6個の変数のうち，x_1，x_2 は第1因子，x_3，x_4 は第2因子，x_5，x_6 は第3因子に高く負荷し，他の2つの因子にきわめて小さな因子負荷量しか与えられていない．この例は変数の個数 p を6，共通因子数 m を3としたときに，これらの6個の変数が単純構造をもつ例である．

因子軸の回転法には，回転後の因子間に無相関性を仮定する直交回転と，無相関性を許容しない斜交回転がある．図1.2において直交回転の場合は，国語のやや上から原点，数学のやや下から原点を結ぶ角度90度のベクトルをそれぞれ $\boldsymbol{f}_1$，$\boldsymbol{f}_2$ とする．斜交回転の場合は，国語のやや下と原点，理科と数学の中間を通り原点と結ぶ2つのベクトルにより $\boldsymbol{g}_1$，$\boldsymbol{g}_2$ の斜交因子が得られる．2つのベクトル $\boldsymbol{g}_1$，$\boldsymbol{g}_2$ の角度は明らかに90度より小さく，この図においては38度と明示した．ここで $\boldsymbol{g}_1$ が国語と社会の学力，$\boldsymbol{g}_2$ が理科と数学の学力を測る因子に対応

表1.4　6変数3因子の因子負荷量行列が単純構造をもつ場合

	第1因子	第2因子	第3因子
x_1	0.890	0.120	0.092
x_2	0.785	0.189	0.089
x_3	0.005	0.954	0.076
x_4	0.087	0.754	0.125
x_5	0.077	0.109	0.785
x_6	0.065	0.145	0.698

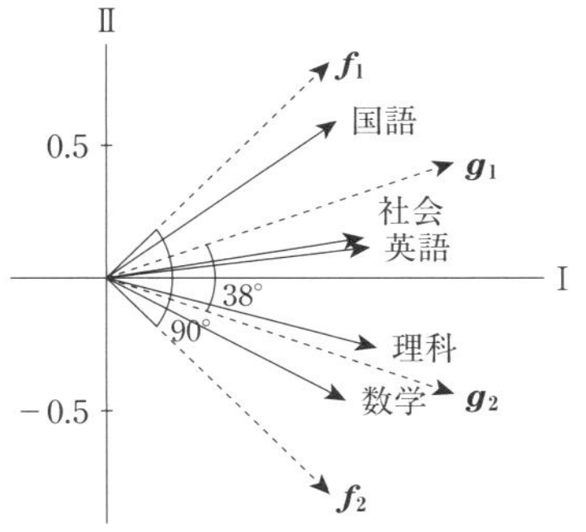

図 1.2　因子軸の直交回転（$\boldsymbol{f}_1, \boldsymbol{f}_2$）と斜交回転（$\boldsymbol{g}_1, \boldsymbol{g}_2$）

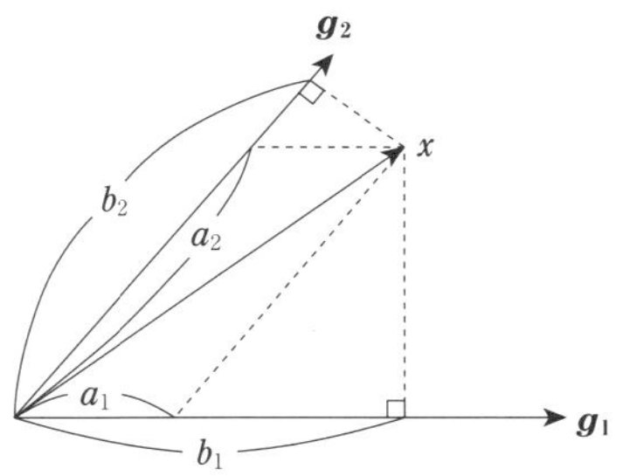

図 1.3　因子構造（b_1, b_2）と因子パターン（a_1, a_2）

するもので，それぞれ，文章理解力・言語力，および，理数能力を示す斜交因子といえよう．

因子パターンと因子構造

図 1.3 の変数 x について，2 つの斜交因子 $\boldsymbol{g}_1$，$\boldsymbol{g}_2$ が得られた場合，変数 x の因子 $\boldsymbol{g}_1$，$\boldsymbol{g}_2$ に対するパターン係数は a_1，a_2，構造係数は b_1，b_2 となり，パターン係数 a_1 に比べ a_2 の方が大きくなる．一方，構造係数 b_1，b_2 はともに大きな値となる．この図が示しているように，構造係数に比べ，パターン係数の方が大きさが散らばる傾向があり，この意味で通常，斜交回転によって得られる因子負荷量の方が，単純構造を満たす因子が得られやすい．そのため，因子の解釈という観点から構造係数に比べパターン係数の利用が薦められる．

1.7　因子分析の利用状況

◆ 心理学・教育心理学

因子分析の応用という観点からいえば，わが国において，心理学・教育心理学の分野における因子分析の利用は枚挙にいとまがない．

1965 年 1 月から 1999 年 6 月までに発行された教育心理学研究・心理学研究に掲載された論文における因子分析，およびその手法の利用頻度について調べた柳井（2000）によると，掲載論文総数に対する因子分析を用いた論文数の割合は表 1.5 のように年を追うにつれ次第に増加し，1990 年代前半は 22%，後半には 30% 近くになっている．さらに，因子回転の方法としては因子負荷量の平方の分散を最大にするように軸を回転するバリマックス回転（Varimax rotation）がその主流で，1970 ～ 74 年の間 50% の論文でバリマックス回転が施され，それ以降，常に 50 ～ 70% の割合で利用され続けていたことがわかる．この「主因子解→バリマックス回転」が 20 世紀後半における因子分析の定石となっているが，1990 年代から近年にいたって，斜交回転が広まった．さらに，ある想定された仮説行列になるべく近づけるように回転するプロクラステス回転法（Procrustes rotation）なども著名である．プロクラステス回転における仮説行列として，直交回転（例えば，バリマックス回転）で得られた因子負荷量を 3 乗した値を仮説行列として用いるプロマックス回転（Promax rotation）が，心理学の分野のみならず看護学の分野でも 2000 年以降増加している．プロマックス回転のように因子間の相関を許容する斜交回転においては，各変数の因子負荷量として，因子パターンと因子構造が計算される．

表 1.5　「心理学研究」および「教育心理学研究」においてみられる各種因子分析法利用頻度

	1965 ～ 69	70 ～ 74	75 ～ 79	80 ～ 84	85 ～ 89	90 ～ 94	95 ～ 99
掲載総論文集	284	305	382	512	511	524	458
因子分析利用論文数（/A）	23（8.1）	42（13.8）	33（8.2）	66（12.9）	95（18.6）	117（22.3）	130（28.4）
因子分析各手法（/B）							
1. セントロイド法	11 (47.8)	19 (45.2)	3 (9.1)	1 (1.5)	0 (0)	1 (0.8)	0 (0)
2. 主因子法	3 (13.0)	10 (23.8)	16 (48.5)	44 (66.7)	68 (71.6)	70 (59.8)	80 (61.5)
3. 主成分分析	1 (4.3)	1 (2.4)	6 (18.2)	8 (12.1)	12 (12.6)	26 (22.2)	36 (27.7)
4. 最尤法	0 (0)	0 (0)	0 (0)	0 (0)	0 (0)	0 (0)	1 (0.8)
5. オーソマックス基準（直交回転）							
5.1 バリマックス法	5 (21.7)	21 (50.0)	22 (66.7)	45 (68.2)	67 (70.5)	84 (71.8)	89 (68.5)
5.2 その他	0 (0)	0 (0)	0 (0)	2 (3.0)	3 (3.2)	1 (0.8)	3 (2.3)
6. ジェオマックス法	0 (0)	1 (2.4)	3 (9.1)	2 (3.0)	1 (1.1)	0 (0)	1 (0.8)
7. プロクラステス法	0 (0)	0 (0)	2 (6.1)	1 (1.5)	3 (3.2)	7 (6.0)	5 (3.8)
8. 斜交回転							
8.1 プロマックス法	0 (0)	0 (0)	3 (9.1)	2 (3.0)	5 (5.3)	15 (12.8)	24 (18.5)
8.2 オブリミン法	0 (0)	0 (0)	0 (0)	0 (0)	0 (0)	0 (0)	2 (1.5)
8.3 その他	0 (0)	0 (0)	0 (0)	0 (0)	0 (0)	0 (0)	2 (1.5)

（柳井，2000）

◆ 看護学研究における因子分析の利用

看護学に因子分析を含む多変量解析法が浸透しはじめたのは 1990 年代である．統計ソフトの SPSS が看護の領域で普及したのも 1980 年代後半で，1990 年代から 21 世紀になって，看護の量的研究の多く（2 つに 1 つ）に，因子分析法が適用されているといっても過言ではない．中川・西田・柳井（2005）によると，1989 年から 2004 年の間に看護学研究の雑誌に出版された論文の中から，「因子分析」「看護」をキーワードとして医学中央雑誌 WEB によって検索すると 112 論文が該当し，そのうち因子分析の結果のみを取り扱っているものの中で，分析方法を詳しく記載していない論文を除外すると，98 件の論文が検索された．上記論文中に掲載されている表 1 ～表 8 を表 1.6 ～表 1.13 に再掲した．

表 1.6 は看護学において因子分析が利用された年代別論文数で，2000 年から 2003 年までの間に該当する論文数が 18，10，26，31 と増加している傾向がみられる．また因子分析が多数利用された看護学の領域は，地域看護学（18），管理看護学（15），母性看護学（18），教育看護学（13），成人看護学（13）である（表 1.7）．さらに，表 1.8，1.9 から，因子回転が明記されている論文数は 91（92%）で，そのうち，直交回転を行ったものが 67（68.4%），斜交回転が 24（24.5%）であった．表 1.11 から，因子抽出で最初に用いる手法は主成分分析 17（17.3%），主因子法 68（69.4%）であったが，年代が進むにつれ，主成分分析に比べ，主因子法が増加している．さらに，因子数決定のための基準は，固有値 1 以上：51（52%），因子負荷量 0.3 以上の因子を抽出：22（22.4%），累積寄与率 11（11.2%），スクリープロット 4（4.1%）であった（表 1.13）．なお，2000 年以降，日本看護科学会誌に掲載された因子分析関連論文は，50 を下回らない．今後も増加傾向が続くものと思われる．

（表 1.6 ～ 1.13 は聖路加看護大学紀要 No.31 2005.3（中川・西田・柳井論文）の表 1 ～ 8 を転載した）

表 1.6 年代別論文数

年代	度数	%	累積%
1989 ～ 1994	4	4.1	4.1
1995 ～ 1999	9	9.2	13.3
2000	18	18.4	31.6
2001	10	10.2	41.8
2002	26	26.5	68.4
2003	31	31.6	100
合計	98	100	

表 1.7 年代別・領域別論文数

	年代 2						合計
	1989 ～ 1994	1995 ～ 1999	2000	2001	2002	2003	
地域看護学	0	4	3	2	4	5	18
管理看護学	1	1	3	3	5	2	15
母性看護学	1	1	5	1	2	8	18
小児看護学	0	1	0	2	1	5	9
精神看護学	0	0	3	0	2	2	7
教育看護学	0	0	1	0	5	7	13
成人看護学	1	2	2	1	6	1	13
基礎看護学	1	0	0	0	0	0	1
老年看護学	0	0	1	1	1	1	4
合計	4	9	18	10	26	31	98

表 1.8 回転の有無

	度数	%	累積%
有効 無	2	2	2
有	91	92	94.9
記載なし	5	5.1	100
合計	98	100	

表 1.9 回転の方法

	度数	%	累積%
有効 直交回転	67	68.4	68.4
斜交回転	24	24.5	92.9
回転なし	2	2	94.9
記載なし	5	5.1	100
合計	98	100	

表 1.10 年代別回転の方法

年代	回転の方法				合計
	直交回転	斜交回転	回転なし	記載なし	
1989 ～ 1994	4	0	0	0	4
1995 ～ 1999	8	0	0	1	9
2000	13	2	0	3	18
2001	6	4	0	0	10
2002	17	8	1	0	26
2003	19	10	1	1	31
合計	67	24	2	5	98

表 1.11 分析方法

	度数	%	累積%
有効 主成分分析	17	17.3	17.3
主因子法	68	69.4	86.7
記載なし	13	13.3	100.0
合計	98	100.0	

表 1.12 年代別分析方法

年代	分析方法			合計
	主成分分析	主因子法	記載なし	
1989 ～ 1994	1	2	1	4
1995 ～ 1999	2	5	2	9
2000	4	8	6	18
2001	1	9	0	10
2002	6	19	1	26
2003	3	25	3	31
合計	17	68	13	98

表 1.13 因子数決定のための基準

	度数	%	有効%	累積%
固有値 1 よりも大きい因子を抽出する	51	52.0	52.0	52.0
固有値の大きさが急に小さくなる直前の因子を抽出する（スクリープロット）	4	4.1	4.1	56.1
寄与率の累積が一定の大きさになるまで因子を抽出する	11	11.2	11.2	67.3
研究者の主観による	1	1.0	1.0	68.4
因子負荷量 0.3 以上の因子を抽出する	22	22.4	22.4	90.8
記載なし	9	9.2	9.2	100.0
合計	98	100.0	100.0	

2. テストの妥当性と信頼性

心理尺度の適切性を検証するためには，テストの妥当性と信頼性を評価することが必須である．それでは，妥当性，信頼性とはどのようなものであろうか．最初に妥当性について検討しよう．

2.1 テストと妥当性

現在最も受け入れられている妥当性の定義は，20 世紀前半から大学進学のための適性試験 SAT（Scholastic Assessment Test）の開発，作成，実施の総本山とよばれるアメリカ，プリンストンにある教育評価研究所（Educational Testing Service；ETS）の副所長を長らく務めた計量心理学者メシック（E. Messick）による次のものである．

> 妥当性とは，テスト，または面接といったその他の評価法に基づいた推論や行為の十分さと適切性について，それを支える実証的証拠，理論的根拠がどの程度あるかについての総合的判断である（Messick, 1995）．

これは，現在，最も広く世界で受け入れられているといっても過言ではない．

一方 2003 年に創設された日本テスト学会においては，「妥当性の確認」として，「テストの開発者は測定された尺度が定義された特性をどの程度適切に測定しているかについて多面的に検討すること」と定義している（日本テスト学会，2007）．

上記のテストの妥当性の定義はテストが意図するところの目的をいかに正確に測定しているかという，測定対象そのものに対する概念に関したものである．この定義から，妥当性は測定対象と対比させることによってはじめて意味をもつものといえる．ところで，テストが多目的に作られている場合，その目的に応じていくつもの妥当性が考えられる．妥当性の概念は 1950 年代に確立されたもので，大きく，内容妥当性，基準関連妥当性，構成概念妥当性に分類される．

内容妥当性：　内容妥当性（content validity）とは測定したい構成概念に含まれる要素，含まれない要素を明確に区別したドメインを定義し，尺度内容がその領域を十分に代表していることを示す証拠をどの程度含んでいるかを示すものである．伝統的には専門家や，尺度のユーザー，被験者の代表などの判断によって決まる．内容妥当性とは端的にいえば，テストや質問紙に用いられている課題や質問内容が，自分の調べたいことを含んでいるか否かというものである．例えば，算数の学力を測りたいときに，課題として計算問題のみ出題すると，課題内容が内容妥当性をもっていないということになる．

上記の例から明らかなように，項目内容の幅の広さ（狭さ）というのは，信頼性ではなく，内容妥当性の概念と関連する．すなわち，一定程度の信頼性（内的一貫性の意味で）を少数の項目で実現させるのではなく，それほど相互相関の高くない項目で達成するという，一見無駄にみえる手続きは，内容妥当性を高める働きをする．つまり，少数の項目で高い信頼性を得てもその測定は目指した特性の一部しかカバーできないし，逆に多くの内容を盛りこもうとすれば，必然的に内容妥当性は高まらないことになる．このことは，通信理論のアナロジーにより，帯域幅と忠実度のジレンマ（Cronbach, 1984）とよばれる（村上，2008）．

基準関連妥当性：　基準関連妥当性とは，「外的側面からの証拠」，すなわち他の変数との間に理論上想定される相関パターンが実際に存在するという証拠を示すことである．

基準関連妥当性は大きく，併存妥当性（concurrent validity）と予測妥当性（predictive validity）に分かれる．予測妥当性とは，テストが実施された後の行動の結果の予測に関する証拠である．例えば看護師採用に用いられる適性試験（性格検査，興味検査など）の予測妥当性の基準となるものは，看護師としての勤務成績であろう．併存妥当性（concurrent validity）とは，例えば神経症，統合失調症の有無を診断する手掛かりとして開発されたMMPI，THI，CMIなどでは，質問紙形式の各尺度に含まれる尺度の妥当性は医師の診断との合致度によって与えられる．実際，1974年に開発されたTHI（東大式健康調査票；青木ほか，1974）による心身症の併存妥当性は，その当時心身症の権威といわれていた医師による診断との一致度によって測定された．

ここで，うつ傾向を測る質問紙を新しく作った場合を考えよう．すでにあるうつ傾向を測る質問紙との相関，つまり併存妥当性を求めたとしよう．このとき計算された妥当性係数が非常に大きくなってしまった場合は，質問紙を作る意味がなくなってしまう．なぜなら既存の質問紙を使えば同じことがわかるからである．

なお，妥当性を検証するテストと外的基準の相関係数がかなり高くなる場合，そのテストは収束妥当性（convergent validity），テストと外的基準との相関が低い場合，弁別妥当性（discriminative validity）をもつという．

構成概念妥当性：　構成概念とは，人の行動，反応の法則性，人格特性や行動傾向などを用いて説明していくことである．構成概念は，実体をもたないがゆえに直接観測することができない．

ところで，これまでに述べてきたところの内容妥当性，基準関連妥当性は，テスト得点の大きさの意味づけに関連するという意味で，構成概念妥当性のある側面と関連する．さらに，テストの応用では，構成概念妥当性を確証するには，テストの応用場面における適切性や個別の証拠による支持が必要である．

メシックは妥当性の種類を表2.1のように分類し，先に述べた，内容妥当性，基準関連妥当性のすべてを構成概念妥当性によって説明できるとしている．

構成概念妥当性は因子妥当性ともよばれる．構成概念妥当性の評価にあたっては，まず諸概念の理論的関係を明確にし，次に，諸概念と経験的証拠との関係を明らかにしなければならない．テストや質問紙を作るとき，既存の文献などを調べ，その検査が測定すべき要因（因子）を想定して質問項目を作成する．つまり，想定された因子が存在することを念頭においてテストや質問紙を作るわけである．全体的にみて，個々の因子を組み合わせたとき，テストや質問

表 2.1 妥当性の種類

	テストの解釈	テストの使用
証拠を基礎とするもの	構成概念妥当性	構成概念妥当性＋適切性／効用
結果を基礎とするもの	価値の意味	社会的結果

（池田ほか，1994）

紙全体が意図するものを測っているかどうかに関する妥当性が構成概念妥当性とよばれ，因子分析によって検証されることが少なくない．本書の第Ⅱ部で紹介される質問紙の多くは，因子分析の多因子モデルによって作られるもので，因子回転，因子数，因子解釈が重要な課題となる．

またこの他の妥当性として，看護学の文献に多く現れるものに，表面妥当性（フェイスバリディティ，face validity）がある．表面妥当性はテストの文面，回答法などに関係するもので，テストの専門的な意味での妥当性ではないが，テスト使用者のテスト結果の受け入れに関連するものである．

2.2 信 頼 性

テストの信頼性（reliability）とは，テストをものさしのような測定器具として考えた場合，その精度に対応するもので，テストが目的とする対象をどの程度正確に測定できるかを示す指標のことである．その目安となるものは，大きく分けて次の２つである．

(1) 同一個人に同一の条件で同一のテストを行った場合，同一の結果が出るかどうか
…安定性

(2) 同一個人が同じような（同一の，ではない）質問に対して，同じような答えをするか
…一貫性（あるいは等質性）

この２つの視点から信頼性を測る方法として，第１に再テスト法（test retest method）がある．再テスト法はテスト（質問紙）の安定性に関する信頼性を主に求める方法で，同一の被験者に期間を空けて同一のテストを回答させ，１回目と２回目のテスト結果を比較するものである．１回目と２回目のテスト結果がよく一致すれば，信頼性（安定性）が高い，ということになる．しかし，この方法にはいくつかの問題点がある．まず，同じテストを２回やるということで，以前の記憶が２回目の回答に影響するおそれがある．次に，期間を空けたことにより，その人の中で何か変化が起きたとしたら，当然回答のパターンは前回とは違ってくる．つまり，再テスト法ではどれくらい期間を空ければよいのか，という問題点が生じる．期間を空けずに実施すれば，その人の中での変化は小さいが，記憶の影響を受けやすい．期間をおいて実施すれば，記憶の影響は小さくなるが，その人の中で変化が起きている可能性は高くなる．再テスト法における信頼性係数は，１回目のテストと２回目のテストの相関係数によって計算される．

第２にテスト尺度の一貫性を示す方法としてクロンバックによる α 係数（Cronbach, 1953）が著名である．質問紙による尺度構成の方法としては第１章で紹介した因子分析法，主成分分析法が頻用されているが，これらの尺度の信頼性を測定する方法である α 係数は，ある尺度

に含まれる質問項目が X_1, X_2, …, X_p と p 個含まれる場合，それらの合計点を $X=X_1+X_2+\cdots+X_p$ とした場合，$s_1^2, s_2^2, \cdots, s_p^2$ を p 個のそれぞれの項目の分散，s_X^2 を合計点 X の分散としたとき，

$$\alpha=\frac{p}{p-1}\left(1-\frac{s_1^2+\cdots+s_p^2}{s_X^2}\right) \tag{2.1}$$

によって計算されるもので，得られた値が少なくとも 0.7 より大きければ尺度の信頼性（内的整合性）が検証されたことになるといわれている．尺度に含める項目数 p が大きく，しかも，項目間の相関係数が高いほど上記の α 係数は高くなるが，尺度に含める項目があまりにも類似しているために α 係数が高くなった場合には，その尺度が測定する内容の幅は狭くなり，内容的妥当性が低くなる．また，α 係数を計算するデータ数は少なくとも 50 以上であることが望ましい（日本テスト学会，2007）．

なお，上記の（2.1）式は，p 個のうちの任意に異なる 2 つの変数を i，j としたとき，

$$\alpha=\frac{2p}{p-1}\sum_{i=j+1}^{p}\sum_{j=1}^{i+1}(s_{ij}/s_X^2)$$

となる．

2.3 信頼性と妥当性の関係

テスト理論においては，実測値 X を真の値 T と誤差項 E に分ける．すなわち $X=T+E$ である．このとき，誤差項の平均はゼロ，真の値と誤差項 E は無相関と仮定してよい．したがって，測定値 X の分散，真の得点の分散，および誤差分散をそれぞれ，$\sigma_X^2, \sigma_T^2, \sigma_E^2$ とすれば，

$$\sigma_X^2=\sigma_T^2+\sigma_E^2$$

という基本公式が成立する．上式の両辺を測定値 X の分散 σ_X^2 で割ると，

$$1=\frac{\sigma_T^2}{\sigma_X^2}+\frac{\sigma_E^2}{\sigma_X^2}$$

となる．右辺の第 1 項が

$$\text{信頼性係数}\quad r_{XX}=\sigma_T^2/\sigma_X^2,$$

右辺の第 2 項は，1 から信頼性係数を引いたもので，

$$\text{非信頼性係数}\quad 1-r_{XX}=\sigma_E^2/\sigma_X^2$$

とよばれる．いま，ここに，2 つの測定値 X, Y が独立変数と従属変数を表すものとする．例えば，X が質問紙によって構成される QOL の尺度，Y がある疾病にかかってから回復するまでの日数としよう．このとき，X と Y の相関係数 r_{XY} は妥当性係数とみなすことができる．ここで，X, Y はそれぞれ，真の値 T_X, T_Y および誤差項 E_X, E_Y の和に分割されるとし，

仮定① T_X と E_X および E_Y は無相関，

仮定② T_Y と E_X および E_Y は無相関，

仮定③ E_X と E_Y は無相関，

が成立するものとする．このとき r_{XX}, r_{YY} を X, Y の信頼性係数とすると，妥当性係数（r_{XY}）は，X と Y の信頼性係数の積の平方根 $\sqrt{r_{XX}r_{YY}}$ より小さくなる，つまり

$$r_{XY} \leqq \sqrt{r_{XX} r_{YY}}$$

となることが知られている．したがって，この関係式から，X が質問紙によって構成される尺度であって，それによって，何らかのアウトカムである従属変数 Y を予測したいとき，Y の信頼性係数が 1 であっても，

$$r_{XY} \leqq \sqrt{r_{XX}}$$

が成立する．つまり，独立変数 X の従属変数 Y に対する妥当性係数は X の信頼性係数の平方根を超えない．いいかえれば，独立変数 X の信頼性係数 r_{XX} が低い場合には，よりよい予測が不可能になる．すなわち，信頼性の低いテストでは従属変数をどのように選んだとしても十分な大きさの妥当性係数 r_{xy} を期待できないことになる．この意味でも，質問紙によって何らかの看護尺度を作成する場合には信頼性係数の大きさに十分な注意を向ける必要がある．

それでは一体，信頼性係数はどの程度あったらよいか，という質問を読者はおもちであろう．もし，あるテストの信頼性係数が 0.5 であるとすれば，そのテストの分散のうちの 50% は誤差分散で占められていることになる．信頼性係数が 0.6, 0.7, 0.8, 0.9 と上昇するにつれ，全分散に占める誤差分散の割合が，40, 30, 20, 10% と減少する．信頼性係数が 0.9 を超えるようなテスト（4.5 節参照）は，測定領域が狭められ，内容妥当性が低くなることが懸念される．ここで，望ましい信頼性係数の値を数量的に明確に述べることはできない．ただし，質問紙における意識検査の信頼性係数は概して低く，知識検査の信頼性係数は高い．大学入試センター試験教科の英語，数学，国語のうちでは，数学の信頼性係数が最も高く，続いて英語が高く，国語は 3 教科のうちでは最も低いという報告がある（前川・柳井ほか，1987）．

3. 実例：因子分析・主成分分析による生活習慣尺度の作成

生活習慣と健康についての望ましい習慣として，1970年代にブレスローら（Belloc & Breslow, 1972）によって，① 適正な睡眠，② 禁煙，③ 適正体重の維持，④ 適度な飲酒，⑤ 適度の運動，⑥ 朝食の規則的摂取，⑦ 間食厳禁，の7つ習慣があげられた．しかしここでは，計量的手法が用いられていないため，測定の妥当性および信頼性が高いとは限らない．そこで高木・柳井（1999）は，複数項目からなる生活習慣の測定において，より信頼性の高い調査票を開発する必要があると考えた．

1979年にライフプランニングセンターにおいて，神奈川県足柄上郡中井町の婦人を対象に，87項目からなる生活習慣調査が実施された．当時，対象地域での心疾患による死亡率は全国値のほぼ2倍という高率であり，その原因を明らかにすることも目的の1つであった．その後，生活習慣調査票として，食生活に関する尺度，性格に関する尺度，精神的・身体的健康に関する尺度，生活態度に関する尺度，健康に対する意識の尺度，そして文化度に関する尺度の225項目，30尺度よりなる質問紙が作成された（日野原ほか，1982）．さらに，その後1980年代後半に改定が加えられた（佐伯ほか，1987）．こういった改定を通し，1990年代には，「肉油脂」「洋風の食事」「高塩分」「糖分」「生活規則性」「料理への進取性」「娯楽」「健康情報の維持」「社会奉仕」「義理人情」「経済型」「伝統」「清潔」「運動の実施」「病気傾向性」「多愁訴」「情緒不安定性」「外向性」「共感性」「自発性」「遺伝的健康観」「妻主導型」といった22尺度が確定し，それぞれの尺度に含まれる6項目ずつの主成分分析，および信頼性尺度として広く用いられているα係数が計算された．

本章では，生活習慣尺度22尺度のうち，「自発性」「料理への進取性」「共感性」「生活規則性」「病気傾向性」に関する計5尺度×6＝30項目を取り上げ，女性データ1,192名を用いてそれぞれ，1尺度について6項目ずつの主成分分析を行い，それぞれの尺度の6項目についての第1，第2成分負荷量を求めた．さらに，これらの5尺度のうち1次元性が確かめられなかった「共感性」を除く，4つの尺度に含まれる計24項目について因子分析を行った．その結果の概要について本章で記述する．

3.1 尺度別主成分分析

自発性尺度に含めた6項目間の相関係数行列は表3.1の通りである．最も高い相関係数は「動作はきびきびしている」と「仕事は人よりずっと速い」の0.507，続いて相関係数の大きな項目は「少数意見でも自分の考えを堂々と発表できる」と「何事も積極的な方である」の0.402であった．

表 3.1　自発性尺度 6 項目間の相関係数行列

	何事も積極的な方である	少数意見でも自分の考えを堂々と発表できる	動作はきびきびしている	会合の世話は進んでやる方だ	仕事は人よりずっと速い	思い立ったことはすぐにやってみる
何事も積極的な方である	1					
少数意見でも自分の考えを堂々と発表できる	0.402	1				
動作はきびきびしている	0.383	0.301	1			
会合の世話は進んでやる方だ	0.418	0.367	0.276	1		
仕事は人よりずっと速い	0.278	0.241	0.507	0.212	1	
思い立ったことはすぐにやってみる	0.385	0.275	0.335	0.286	0.286	1

表 3.2　「自発性」6 項目に関する主成分分析

自発性	成分負荷量	
	第 1 成分	第 2 成分
q20　何事も積極的な方である	0.733	0.253
q83　動作はきびきびしている	0.711	−0.442
q41　少数意見でも自分の考えを堂々と発表できる	0.644	0.356
q125 思い立ったことはすぐにやってみる	0.639	−0.016
q62　会合の世話は進んでやる方だ	0.634	0.456
q104 仕事（家事も含めて）は人よりずっと速い	0.627	−0.605
固有値	2.661	0.96
寄与率	44.30%	16.00%

以下では「自発性」「料理への進取性」「共感性」「生活規則性」「病気傾向性」に含まれる，それぞれ 6 項目ずつの主成分分析を行い，すべての尺度について，第 1 成分，第 2 成分負荷量を示した（表 3.2，3.3，3.4，3.5，3.6）．各尺度に含まれる項目の第 1 成分負荷量（絶対値）が大きく，それに伴い，主成分負荷量の平方和に相当する固有値，固有値を変数総数の 6 で割って得られる寄与率が大きく（40%以上），さらに，それぞれの尺度の α 係数が 0.7 以上であれば，それぞれの尺度に含まれるものと仮定された 6 項目は適切といえよう．

自発性尺度　自発性尺度の 6 項目について主成分分析を行った結果を表 3.2 に示した．第 1 主成分の固有値は 2.661，寄与率も 44.3%と比較的高い値が得られた，さらに自発性尺度 6 項目の α 係数は 0.747 となった．

料理への進取性尺度　料理への進取性尺度（表 3.3）においては，6 項目のうち最も高い成分負荷量を示した項目は「テレビや雑誌などで知った新しい料理を試してみる」(0.778)，続いて，「新聞や雑誌などの栄養，料理に関する記事を読む」(0.760)，「人から聞いた新しい献立を試してみる」(0.759) といずれも，新しい料理の工夫に関する項目で，負荷量も 0.7 を超えていた．寄与率も 52.5%と，生活規則性と同様に 50%を超えた．なお，α 係数は 0.815 と比較的高い値が得られた．

表 3.3 「料理への進取性」に関する 6 項目の主成分分析

進取性	成分負荷量	
	第 1 成分	第 2 成分
q6　テレビや雑誌などで知った新しい料理を試してみる	0.778	−0.267
q111 新聞や雑誌などの栄養，料理に関する記事を読む	0.760	0.372
q27　人から聞いた新しい献立を試してみる	0.759	−0.279
q48　新しい食品や目新しいメニューは取り入れる	0.694	−0.506
q69　栄養，料理に関する記事の切り抜きをする	0.693	0.356
q90　テレビの料理番組をみる	0.656	0.369
固有値	3.152	0.806
寄与率	52.50%	13.40%

表 3.4 「共感性」6 項目の主成分分析

共感性	成分負荷量	
	第 1 成分	第 2 成分
q61　他人の苦しみがよくわかる	0.764	−0.259
q19　他人の気持ちが人一倍よくわかる	0.746	−0.312
q82　人のために尽くすことは好きだ	0.643	0.084
q40　たとえ自分は損をしても友人の逆境はみすごせない	0.620	0.134
q103 人一倍感受性が豊かである	0.540	0.068
q124 捨て犬，捨て猫を見捨てるのはつらい	0.291	0.885
固有値	2.315	0.976
寄与率	38.60%	16.30%

表 3.5 「生活規則性」に関する 6 項目の主成分分析

生活規則性	成分負荷量	
	第 1 成分	第 2 成分
q47　夕食は必ず決まった時間に食べる	0.780	0.120
q26　昼食は必ず決まった時間に食べる	0.764	−0.224
q5　朝食は決まった時間に食べる	0.756	0.277
q89　起床時間は決まっている	0.697	0.348
q110 忙しくて食事を抜くことがある	−0.675	0.491
q68　就寝時間は決まっている	0.656	0.573
固有値	3.135	0.831
寄与率	52.42%	13.85%

共感性尺度　共感性尺度（表 3.4）においては「他人の苦しみがよくわかる」「他人の気持ちが人一倍よくわかる」が 0.764，0.746 と大きな成分負荷量をもつ項目で，いずれも共感性と強く関連していた．つまり，「他人の苦しみがよくわかる人」は「人のために尽くすことは好きだ」「たとえ自分は損をしても友人の苦境はみすごせない」という傾向があることが読み取れる．しかし，第 1 成分における「捨て犬，捨て猫を見捨てるのはつらい」の成分負荷量は 0.291 と低く，この項目を「共感性尺度」に含めるのは適切ではない．この項目を含めた α 係数は 0.643 であるが，この項目を「共感性尺度」に含めなかった場合の 5 項目による α 係数は 0.691 となったからである．したがって，「捨て犬，捨て猫を見捨てるのはつらい」という項目を「共感性尺度」に含めることは適切でなかったといえよう．

生活規則性尺度　生活規則性尺度（表 3.5）においては「夕食は必ず決まった時間に食べる」人は，「昼食は必ず決まった時間に食べる」．さらに，「朝食は決まった時間に食べる」傾向がみられる．さらに，このような人は，「就寝時間は決まっている」傾向がみられるため，忙しくても食事を抜くことはない．6 項目をこのままで計算すると，α 係数は 0.590 となる．

表 3.6 「病気傾向性」に関する主成分分析

病気傾向性	成分負荷量	
	第 1 成分	第 2 成分
q36 病気にかかる	0.798	0.097
q15 医者にかかる	0.776	−0.370
q57 薬を飲む	0.732	−0.348
q78 近頃からだが弱っている	0.569	0.556
q120 自分は生まれつきからだが弱い	0.566	0.538
q99 今まで病気で入院したことがある	0.548	−0.286
固有値	2.716	0.947
寄与率	45.30%	15.78%

しかし，q110 は逆転項目であるので，解答を 2 点→0 点，0 点→2 点と変換して計算すると α 係数は 0.81 となる．

病気傾向性尺度　病気傾向性尺度（表 3.6）においては「病気にかかる」「医者にかかる」「薬を飲む」の 3 項目は明らかに高い相関がみられる．第 1 主成分の負荷量も 0.798，0.776，0.732 と高い値が得られた．しかし，これらの 3 項目と「近頃からだが弱っている」「自分は生まれつきからだが弱い」の関連はやや弱い．したがって，第 1 成分負荷量は 0.569，0.566 とやや低めで，これらの 2 項目は第 2 成分負荷量が高くなっている．しかし，α 係数は 0.742 とやや高めであるので，表 3.6 の 6 項目は分析前に想定されたように「病気傾向性」を測る尺度とみなしてよい．

3.2　4 つの尺度 24 項目の因子分析

ここで，これまで示してきた①「生活規則性」，②「共感性」，③「料理への進取性」，④「自発性」，⑤「病気傾向性」のうち，②「共感性」6 項目は全体として α 係数も低く，1 次元性を示さないことが立証された．そこで，「共感性」を取り除いた 4 尺度（「生活規則性」「料理への進取性」「自発性」「病気傾向性」）24 項目を選択し因子分析を行ったところ，固有値と寄与率は大きい順に，4.053（16.89 %），3.179（13.25 %），2.661（11.09 %），2.041（8.51%），1.012（4.22%）となった．さらに，第 4 因子までの累積寄与率は 48.77% であり，図 3.1 で示したスクリープロット基準からみても，仮定された 4 つの尺度に対応する意味で，因子数は 4 が最適と判断される（1 を明らかに超える固有値の数は 4 である）．

ここで，因子数を 4 として，斜交回転（プロマックス回転）して得られた因子負荷量を表 3.7 に示した．なお，各因子列に現れたパターン係数の平方和を因子負荷量平方和とよぶ．プロマックス回転を含め，回転後の因子負荷量の平方和は，相関係数の固有値とは異質なものである．研究者の中には因子回転後に得られる因子負荷量も固有値と誤って記載している場合もあることを注意しておく（詳しくは柳井ほか（1990）を参照のこと）．

さらに，このようにして得られた 4 因子の因子（成分）間相関係数を表 3.8 に示した．第 1，2，3，4 因子はそれぞれ，想定された「生活規則性」「料理への進取性」「自発性」「病気傾向性」に対応するもので，「料理への進取性」と「自発性」は 0.244，「生活規則性」と「料理への進取性」は 0.170 の有意な相関が得られた．一方，「病気傾向性」は他の 3 因子と負の相関

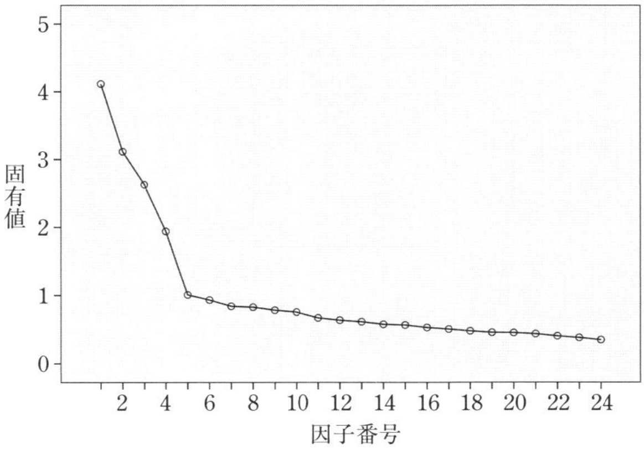

図 3.1　因子のスクリープロット（女性1,192名のデータによる）

表 3.7　生活規則性，料理への進取性，自発性，病気傾向性の4尺度24項目に関する因子分析（プロマックス回転を行ったもの）

4尺度のプロマックス回転後の因子負荷量（パターン係数）	因子			
	生活規則性	料理進取性	自発性	病気傾向性
夕食は必ず決まった時間に食べる	0.783	0.006	0.055	0.024
昼食は必ず決まった時間に食べる	0.759	0.014	−0.067	0.010
朝食は決まった時間に食べる	0.756	−0.021	−0.023	−0.017
起床時間は決まっている	0.681	0.040	0.035	−0.044
就寝時間は決まっている	0.669	−0.066	0.109	−0.007
忙しくて食事を抜くことがある	−0.663	−0.041	0.148	0.011
テレビや雑誌などで知った新しい料理を試してみる	−0.027	0.779	0.005	−0.021
人から聞いた新しい献立を試してみる	0.033	0.751	0.016	−0.011
栄養，料理に関する記事の切り抜きをする	0.029	0.705	−0.058	−0.016
新しい食品や目新しいメニューは取り入れる	−0.028	0.689	0.059	−0.051
テレビの料理番組をみる	−0.012	0.660	−0.044	0.029
新聞や雑誌などの栄養や料理に関する記事は読む	0.015	0.563	0.044	0.106
医者にかかる	0.093	−0.002	0.028	0.790
病気にかかる	−0.025	0.001	−0.033	0.789
薬を飲む	0.086	−0.028	0.066	0.749
今まで病気で入院したことがある	0.009	0.022	0.086	0.557
自分は生まれつきからだが弱い	−0.084	0.012	−0.084	0.545
近頃からだが弱っている	−0.146	0.032	−0.070	0.541
何事も積極的な方である	0.023	−0.034	0.747	0.028
動作はきびきびしている	−0.013	−0.017	0.708	−0.127
少数意見でも自分の考えを堂々と発表できる	−0.017	−0.041	0.659	0.041
仕事（家事も含めて）は人よりずっと速い	−0.052	−0.050	0.643	0.019
会合の世話は進んでやる方だ	0.056	0.042	0.617	0.040
思い立ったことはすぐにやってみる	−0.028	0.159	0.577	0.004

表 3.8　因子間相関係数

	第1（生活規則性）	第2（料理進取性）	第3（自発性）	第4（病気傾向性）
第1（生活規則性）	1			
第2（料理進取性）	0.170	1		
第3（自発性）	−0.027	0.244	1	
第4（病気傾向性）	−0.099	−0.048	−0.083	1

が得られた．

4. 尺度構成の手順

わが国で20世紀後半から21世紀にかけて長く使われている性格検査は，矢田部ギルフォード検査（YG検査）である．しかしこの検査が測定する12の尺度が必ずしも異なった特性を測定しているものでないということを指摘する論文（続・織田・鈴木，1970，1971）が現れた．この論文を詳細に検討し，筆者らは新性格検査とよばれる新しい性格検査を開発した（柳井ほか，1987）．ここで，新性格検査の開発手順を参考にしながら，尺度構成の手順についてまとめる．

4.1 測定目的の決定

テスト尺度の作成にあたりまず行うことは，作成するテストの測定目的を明確にすることである．心理学の分野であれば，人間の知能，性格，興味，態度といった個人差を測定するもの，あるいは，大学入学後の専門分野における適応度の予測，看護師として採用された病院における適応度の予測，あるいは，長期にわたって受けた医療・看護からの回復過程を調べるために患者のQOL（quality of life）を測定する，といったような測定目的を決定することが，第1に行うべき手順である．このように，心理テストは，人間理解を科学的に行うための1つの操作的手段であって，内観法や観察法では得られにくいところの情報をできるかぎり正確に把握して，人間のいろいろな場面における行動の予測に役立てるものであるといえよう．

4.2 測定領域の決定

測定目的が決まったならば，次の手順は測定領域の決定である．人間の性格を測る性格検査の場合，一般人の性格特性を測定する場合の測定領域と，神経症，およびストレスなどに関係する性格とは，測定領域が異なってくる．また，QOLの測定に関しても，育児中の母親の育児不安の度合いを測定するものであれば，「育児に関するQOL」と限定する必要がある．人間の知能測定の検査であっても，ビネー式検査は幼児用，ウェクスラー検査は一般成人用に開発されたものであり，おのずとテスト項目は異なる．

新性格検査は，一般人（正常人）の誰にでもみられる性格をより多面的にとらえられ，かつ，オールポート（G. W. Allport），キャッテル（R. Cattel），アイゼンク（H. J. Eysenck）の性格理論を包含するよう配慮して作成された．

4.3 項目収集：項目の作成にあたる注意点

測定目的と測定領域が定められたならば，次は項目の作成である．新性格検査の項目作成にあたっては，まず，既存の文献，および既存のテストを調べ，全部で回答すべき項目は300となった．

項目作成にあたり注意すべき点としては竹内（1990）を参照しながら次のようにまとめた．

(1) 質問の文章表現はできる限り平易な言いまわしにする．
(2) 質問文はできる限り短くする．
(3) 質問内容はできる限り具体的にする．
(4) 質問内容は回答者が答えるために必要な情報を得ているものに限定する．
(5) 質問内容の文章は多義的であってはならない（1つの質問は1つの事柄についてのみ尋ねる）．
(6) 質問は意見を聞いているのか，事実を聞いているのかの区別を明確にする．
(7) 質問内容は意見を一方的に引き寄せるものであってはならない．
(8) 他の質問と矛盾した内容はないか．
(9) 誤字や脱字，文法上の誤りはないか．
(10) テスト全体の質問の流れに不自然さはないか．
(11) 全体として質問量は多すぎないか．

4.4 項目の整理と分類：尺度構成の手順

項目案ができたならば，次の段階では，作成した項目をいくつかの項目の群に仮分類する．仮分類の方法としては，項目のもつ意味内容の類似したものを看護学的仮説，心理学的仮説に基づいて1つのグループにまとめる．この場合，それぞれの項目の意味内容をカードに転記し，類似した意味内容をもつ項目を1つのグループにまとめる．ただしこの方法のみで類似した項目の分類を行うと，主観的要素が強いため，明確な分類が行えないことが少なくない．

可能ならば，予備調査を行って，質問項目の3～5倍のデータを集め，多変量解析の1つの方法である因子分析を行い，予備調査で用いた各項目をいくつかの因子に分類することが薦められる．因子分析の方法は因子回転を伴う探索的因子分析（exploratory factor analysis）を行うことである (Fabrigar *et al.*, 1999)．例えば，疲労度，ストレス度，自己効力感（self efficacy），QOL，看護実践能力，看護管理能力といったような，基本的には1次元的な特性に対応する項目を，因子分析によって単純構造を満たす複数の因子として抽出することができる．このような場合，抽出された複数の因子に対応させて下位尺度（sub scale）を構成すればよい．これらの下位尺度は通常，プラスの相関をもつことが少なくない．したがって，複数の下位尺度に対応する因子を見出すためには，因子分析のプロマックス法などの斜交回転が勧められる．

スタンプスら（1978）によって開発された病院勤務の看護師を対象にした職業への満足度尺度48項目の翻訳版を作成した尾崎・忠政（1988）は，調査結果をバリマックス法による因子分析で分析し，スタンプスが導いたのと同一の7因子（① 給料，② 専門職としての自信，③ 看護業務，④ 看護管理，⑤ 看護師間相互の影響，⑥ 職業的地位，⑦ 看護師間の関係）を得ている．

4.5 信頼性の検討

因子分析によって得られた複数の因子から，仮説尺度を構成する．この仮説尺度に含まれるすべての項目が確かに1つの尺度をなすものであるか否かを検討するために，仮説尺度に含まれる項目に主成分分析を実施し，各項目の第1主成分負荷量の小さい項目を排除し，残された項目が1次元であることを確認する．主成分分析において得られる第1主成分の負荷量は，仮尺度の項目の合計点と，それぞれの項目の相関係数を求めること，つまり，I−T（item−total）相関を求めることに相当する．ただし，この場合，すべての項目に，反転項目はないものとする．つまり，性格検査の向性尺度であれば，得点が高くなれば，すべての項目は，外向性（または，内向性）と相関をもつことになる．このとき，クロンバックの α 係数を求め，その値が少なくとも0.7を超える必要があろう．しかし，クロンバックの α が高ければ常によいということではない，信頼性係数が0.9もあるような小学校の算数の問題内容は，計算力のみしか測定していないかもしれない．推理力，分析力などを含めた幅のある内容を含めた算数の問題の α 係数はある程度低くならざるを得ないのである．

4.6 テストの標準化

テストの尺度とそれぞれの尺度に含める項目，その配列などを定めて，テストの編集を終えると，次は本調査を実施してテストの標準化を行う必要がある．テストの標準化（standardization）とは，テストの得点の数値の大きさを正当に解釈するための基準を与えるもの，すなわち，テスト結果の正しい利用の手がかりを与えるものである．

標準化の具体的な手続きとしては，はじめにテストの利用目的にふさわしい標準化の対象集団を設定し，その中から十分な大きさの標本を無作為に選出する．次に，編集されたテストを実施し，各尺度得点の分布を求める．この場合の分布とは，第1に尺度別の平均値と標準偏差を求めた分布の型がどのようなものであるかを定めることである．標準化に最も好都合な分布は明らかに正規分布であるが，健康調査の身体尺度のように必ずしも正規分布型を示さない場合には，標準得点を求めるかわりに，パーセンタイル表示を行う必要がある．テスト得点の標準化の方法としては，

$$Z = (\text{得点} - \text{平均値}) / \text{標準偏差}$$

$$T = 10Z + 50$$

によって定義される Z 得点および T 得点（偏差値）の他に，学校の成績評価でしばしば用いられる5段階評定，さらに分布型を仮定しないパーセンタイル得点がある．

なお，標準化対象集団から抽出する標本数の大きさには厳密な基準は存在しないが，正規分布をなす母集団からの標本が正規分布をするために必要とされるという意味で標本数は最低

500，多ければ1,000から2,000くらいまでの範囲にあることが望ましい．しかし，標準化されるテストの適用範囲が，ある特定の地域の学校といったように特殊な手段に限定されている場合には，標準化の対象となる標本数が500を下回る数であっても差し支えないであろう．

4.7 テストの実施とその改良

標準化が完了すると，いよいよテストが実施される運びとなる．テストを実際に適用することによって，標準化の対象となった標本数よりもさらに大きい数のデータが得られることがある．これらのデータの中には，単に個人の特質に関する情報ばかりでなく，テストの内容の改善やテストの新しい利用法の開発，さらにはテストの妥当性の基準の再構成に役立つものが少なくない．このようなテストの実施によって得られる有用な情報は，テスト作成のはじめの段階，あるいは途中の段階にまでフィードバックされ，よりよいテストの作成のために，テストは漸進的に改良されていかなければならない．なお，この節で示したところの一連のテスト作成における手順を示したものが図4.1である．この手順は，新性格検査（柳井ほか，1987）の作成手順を示したもので，あらゆるテストの作成に関してそのままあてはまるものではなく，場合によっては途中の手順を省略してよいこともあるが，テスト作成に関するより一般的な手順を示すものと解釈して差し支えない．

なお，平井（2006）による妥当性の証拠を積み上げやすい尺度構成の手順を図4.2に示した．平井はテスト尺度構成にあたって，尺度構成の手順を明確にリストアップする必要性を述べている．

◆ コラム3 ◆　尺度構成における因子分析の手順

新性格検査の作成にあたり，まず，文献，既存テストの整理を通して項目を作成し，仮説尺度を設定した．それぞれの項目が仮説的尺度に含まれるものか否かについて，3名の著者が検討しそれぞれの項目が設定された仮説尺度の内容を反映しているか否かについて確認した．この段階で，類似した質問項目は一方を削除し，項目の表現などについての表面妥当性についても検証した．

すべての項目は，はい（あてはまる），どちらでもない，いいえ（あてはまらない）の3件法で回答することとした．さらに次の2つの方法で項目の精選を行った．まず，それぞれに，1点，0.5点，0点を与えて平均値を求め，平均値が0.80以上（天井効果）または0.20未満（フロア効果）となる項目を削除した．また，2項目間の相関係数が0.7以上となる項目（どちらか一方）を排除した．こうして360項目のうち120項目が削除され，残った240項目について，プロマックス回転法を用いた因子分析を行った．ここでの因子数は16とした．ここで，比較的まとまりのよい5つの因子（① 社会的外向性，② 達成・持久性，③ 創造性・進取性，④ 秩序・規律性，⑤ 共感性）が抽出された．得られた因子で，何らかの性格特性を反映しているとみられる項目のまとまりを主成分分析し，それぞれの信頼性係数も確認した．そしてまとまり具合の悪かった117項目について12因子で因子分析を行った．さらに，それぞれの12因子のうちで何らかの性格特性を反映しているとみられる因子を尺

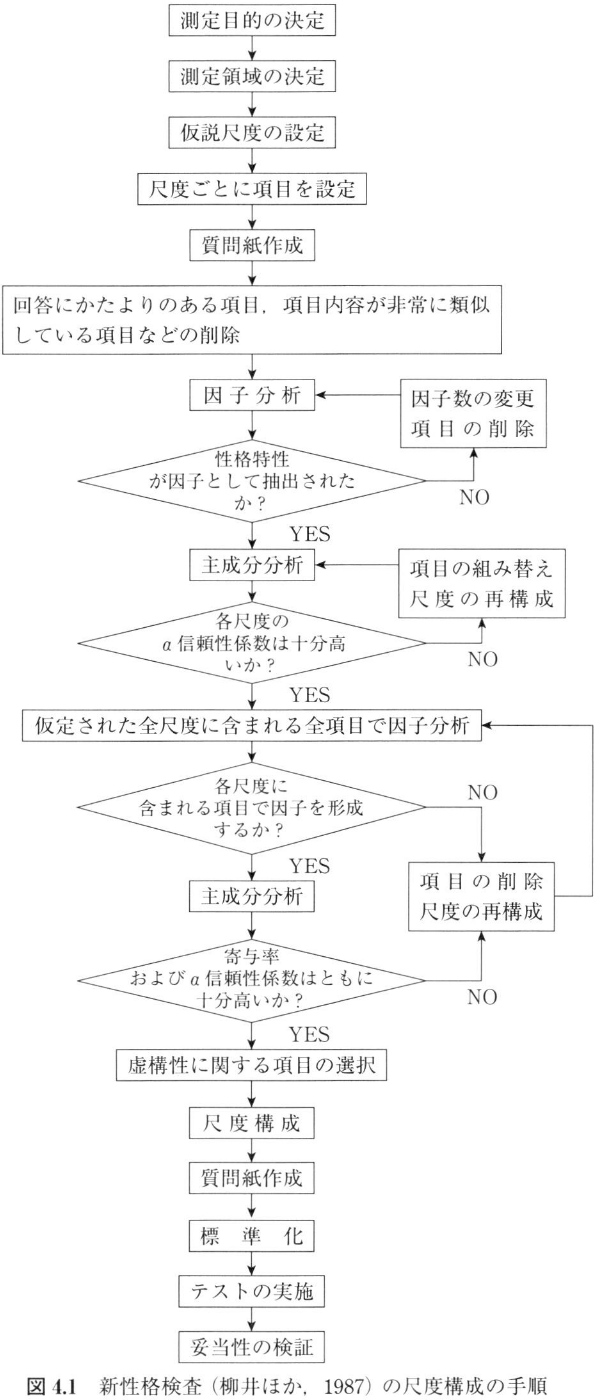
測定目的の決定
測定領域の決定
仮説尺度の設定
尺度ごとに項目を設定
質問紙作成
回答にかたよりのある項目，項目内容が非常に類似している項目などの削除
因子分析
因子数の変更
項目の削除
性格特性が因子として抽出されたか？
NO
YES
主成分分析
項目の組み替え
尺度の再構成
各尺度のα信頼性係数は十分高いか？
NO
YES
仮定された全尺度に含まれる全項目で因子分析
各尺度に含まれる項目で因子を形成するか？
NO
YES
主成分分析
項目の削除
尺度の再構成
寄与率およびα信頼性係数はともに十分高いか？
NO
YES
虚構性に関する項目の選択
尺度構成
質問紙作成
標準化
テストの実施
妥当性の検証

図 4.1　新性格検査（柳井ほか，1987）の尺度構成の手順

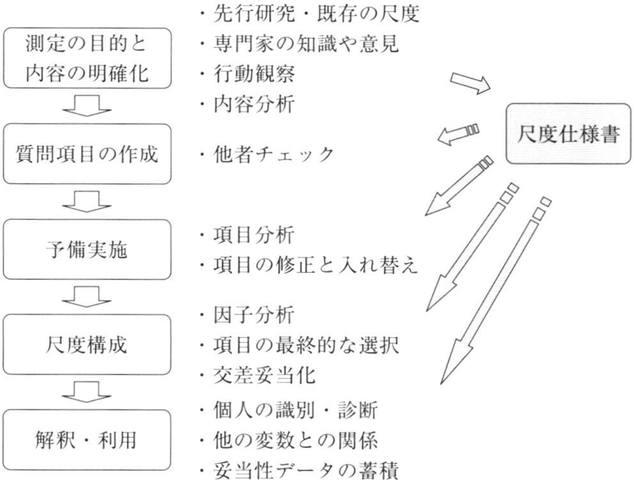

図 4.2 妥当性の証拠を積み上げやすい尺度構成の手順（平井，2006）

度化し，残った項目について逐次因子分析を行い，最終的には，表 4.1 のように，120 項目，12 の因子を抽出した．ここで，得られた 120 項目のそれぞれを，絶対値の因子負荷量が最大となる因子に割り当てると，表 4.1 のように，得られた 12 因子のすべてに 10 項目が含まれたことになる．つまり，表の因子分析の結果は完璧な単純構造が満たされた結果である．なお，虚構性尺度に関しては，因子分析の結果に基づいて構成したものではない．

なお，因子とその因子に含める項目が定まった場合に，尺度を潜在因子，項目を観測変数としてモデル化し，確認的因子分析（confirmed factor analysis）を行い，適合度指標（GFI, RMSEA など）を求めるとよい．さらに，因子分析の対象となるデータが多数ある場合，そのうちの半数のデータを用いて因子分析を行い因子数と因子名を確定する．そして，残りの半数のデータを用いて，確定した因子数のもとで，確認的因子分析を行うとよい．こういった因子分析の方法を交互妥当化（cross validation）の方法という．

なお，因子分析における尺度開発の手法と今後の方向性については尾崎ほか（2011）を参照されたい．

表 4.1　新性格検査 120 項目のプロマックス回転による因子分析結果①

因子	項目番号	1	2	3	4	5	6	7	8	9	10	11	12	共通性
社会的外向性尺度	118	.67	−.09	.03	−.02	−.08	.09	.16	−.06	.02	.00	.12	−.01	.562
	114	.63	.07	.05	.00	−.08	−.08	.13	.11	−.16	.13	−.03	−.00	.565
	1	.61	.04	−.07	.09	.12	−.07	−.01	.03	.05	−.01	−.12	−.02	.446
	105	.59	.04	−.12	−.16	.13	−.07	.05	.03	−.05	−.00	.12	.05	.454
	27	−.59	−.08	.13	.00	−.14	.01	.02	.07	−.00	.12	.23	.05	.429
	66	.50	−.13	.04	.07	−.01	−.07	.17	−.00	−.10	.02	−.10	.07	.471
	79	.50	.05	.06	−.02	−.14	.09	.27	.03	−.01	−.07	.05	−.09	.377
	40	.41	−.04	.21	.14	−.12	.02	.04	−.11	−.04	.11	.10	−.05	.372
	92	.38	−.07	.03	−.02	−.04	.01	.07	−.12	.03	.21	.05	.11	.292
	53	.34	.29	.08	−.01	.12	.13	.28	−.14	−.09	.13	−.04	.08	.456
神経質尺度	25	.06	.61	.01	.10	.03	.01	.08	−.12	.21	−.04	.00	.05	.562
	103	.00	−.66	−.01	.07	.07	−.15	.03	−.01	−.01	.06	.05	.06	.413
	129	−.01	.58	.15	.11	.02	.04	.08	−.05	.07	.07	−.01	.02	.499
	12	.02	.53	.05	.00	.15	.11	−.03	−.10	.05	.11	.02	.07	.434
	51	−.06	.50	−.02	−.03	.05	−.07	−.00	.02	.03	.17	.08	.14	.387
	38	−.10	.48	−.04	−.00	−.04	−.01	.13	.20	.22	−.01	.03	.13	.413
	64	.00	.47	.04	.05	−.02	−.02	.07	−.08	.18	.04	−.09	−.03	.340
	77	.17	−.45	−.02	−.03	−.11	−.09	.15	.02	−.01	−.07	.03	−.08	.375
	116	.05	.42	.02	.05	−.00	−.05	−.08	.08	.25	.19	.08	−.05	.393
	90	.17	.32	.01	−.03	.04	.05	−.09	.11	.17	.16	.19	−.09	.270
劣等感尺度	102	−.07	.08	.59	−.11	.03	−.04	.07	.01	−.03	.04	.16	.07	.417
	115	.05	.02	.57	−.11	−.02	−.05	.07	.11	.16	.01	.16	.03	.385
	50	.09	−.02	−.56	.20	−.02	.00	.11	.04	−.09	.00	.04	−.02	.506
	24	.02	.01	−.51	.24	−.04	.07	.04	−.12	.08	.05	−.02	.01	.344
	128	−.00	−.01	.47	.09	−.25	−.09	.04	−.04	.26	−.03	.07	.09	.377
	89	.08	.10	.46	.18	−.03	−.06	−.10	−.11	.08	.07	−.06	.07	.366
	11	−.10	.15	.45	−.14	−.01	−.04	.01	.00	.20	−.02	.08	.06	.422
	37	.27	.03	−.44	−.10	.21	−.06	.11	.03	.01	.05	.04	.00	.411
	76	.03	−.08	.41	.06	−.20	.09	−.16	−.17	.02	.06	.17	.05	.279
	63	.01	.12	.39	.25	.14	−.06	−.14	−.04	.09	−.02	−.06	.11	.404
自己顕示性尺度	8	−.08	.03	−.05	.66	−.00	.01	.19	.13	−.04	.08	.10	−.03	.568
	60	−.05	−.03	.01	.60	.07	−.01	.19	.14	−.01	.03	.14	−.06	.541
	73	.01	−.00	.03	.52	.04	.03	−.13	.17	−.06	.04	.01	.13	.312
	99	−.01	.21	−.00	.49	.20	.10	.01	−.07	−.04	−.07	−.12	.03	.374
	125	.05	−.04	.05	.46	.10	−.05	−.01	−.03	.06	−.04	.04	−.02	.289
	112	.17	.03	−.13	.42	−.04	−.03	.03	−.01	.16	−.05	−.07	.02	.302
	86	.12	.08	.07	.42	−.07	−.08	−.07	.16	−.04	.14	.08	−.01	.261
	47	−.08	−.17	−.07	.41	.04	−.04	.06	−.01	−.10	.05	.14	−.04	.220
	34	.00	.04	−.08	.33	−.07	.04	.04	.15	−.07	.00	.19	.02	.218
	21	.21	.02	−.14	.30	.11	−.13	−.01	.07	.23	.12	−.16	.11	.344
攻撃性尺度	22	−.07	−.03	−.09	.10	.56	.07	.09	.01	−.00	−.12	.10	.01	.401
	87	.01	−.02	−.12	.02	.54	−.02	−.09	−.01	−.18	.15	.08	.07	.323
	74	.00	.02	.00	.12	.51	.01	−.01	.02	.03	−.12	.04	−.07	.365
	100	.03	.16	.02	−.09	.47	.02	.31	−.11	.07	−.08	.06	−.06	.416
	113	.04	.02	−.02	−.00	.46	−.05	.03	−.16	.23	−.07	−.03	.04	.344
	9	.08	−.04	−.08	−.03	.43	−.09	−.03	−.08	.11	−.07	.22	.07	.325
	61	.07	−.01	.07	.08	.43	.12	.33	−.11	.15	.04	−.03	−.09	.444
	48	−.05	.04	−.07	.26	.42	.10	−.05	.08	−.03	−.06	.20	−.09	.381
	126	−.09	.00	−.01	.19	.39	.05	.05	−.07	.16	−.15	.10	−.02	.356
	35	.00	−.08	−.05	.11	−.39	−.04	.08	−.03	−.03	.24	−.03	−.04	.241
持久性尺度	57	.04	.06	−.10	−.07	.10	.64	.06	.07	−.09	.02	.08	−.05	.473
	44	−.02	.02	−.00	−.01	−.07	.63	.02	−.08	.00	.06	.11	.01	.467
	109	−.02	.09	−.02	.04	−.01	.62	.07	.03	−.05	.07	−.08	.01	.444
	96	.05	.08	.04	.08	−.13	.58	−.15	−.06	.13	−.07	.11	.01	.372
	31	−.12	.12	.09	.01	.03	.52	.01	−.10	−.07	.08	.02	.04	.340
	83	.06	−.07	−.05	−.06	.14	.49	.07	.16	.05	.09	.07	.10	.428
	5	.11	−.09	.14	.07	.20	−.45	.01	.02	.07	.06	.12	.02	.352
	18	.01	−.08	−.07	−.03	.21	.42	−.08	.06	−.08	.20	−.02	.18	.381
	70	−.05	−.06	−.02	.04	.11	.31	.20	.05	.06	.21	−.05	.16	.335
	122	−.07	−.03	−.09	.15	.15	.31	.21	.23	−.01	.05	.04	.03	.293

四捨五入で小数第2位まで.

表 4.1 新性格検査 120 項目のプロマックス回転による因子分析結果②

因子	項目番号	1	2	3	4	5	6	7	8	9	10	11	12	共通性
活動性尺度	54	.09	.04	−.07	.02	−.08	.01	.53	−.01	−.21	−.02	.13	.09	.402
	106	.18	.07	−.21	.05	.02	−.13	.51	.01	.02	.07	−.02	.09	.480
	41	.29	.01	.03	−.04	.01	.14	.43	.18	.01	−.01	−.08	.05	.435
	2	−.09	.12	−.14	.30	.08	−.00	.42	.08	−.05	.08	−.04	.03	.371
	15	.07	.03	−.25	.02	−.01	−.03	.42	−.04	−.14	−.00	.28	.10	.427
	93	.20	−.11	−.05	−.08	.08	.11	.36	.13	.02	−.01	.09	−.04	.330
	80	.16	−.09	−.00	.07	−.03	.20	.36	.09	−.06	.07	.05	.01	.365
	67	.06	.10	−.37	−.08	.05	−.12	.36	.05	−.02	.04	.16	.11	.403
	119	−.03	−.03	.03	−.03	.24	−.20	.34	.03	−.26	.21	−.11	−.03	.265
	28	.02	−.08	.20	.06	.07	.02	.30	.03	−.29	.11	−.03	.01	.181
進取性尺度	30	−.14	.08	−.08	.08	−.14	.09	−.03	.66	.02	−.02	−.05	−.01	.465
	121	.09	.04	−.03	−.09	−.09	.05	−.05	.65	.14	.00	−.05	.03	.435
	4	−.02	−.03	−.01	.19	.03	−.08	.04	.51	−.10	−.07	−.04	−.08	.350
	43	.01	−.13	.12	.05	.01	.10	.20	.49	−.01	.08	−.09	−.01	.361
	56	−.11	−.07	.01	.22	.06	−.08	.08	.47	.13	.01	.03	.01	.348
	17	−.08	−.03	−.01	−.11	−.11	.08	−.00	.44	.22	.06	−.12	.11	.282
	69	−.01	.06	−.02	.12	−.07	−.13	.04	.42	.11	.05	.17	−.03	.281
	82	−.10	.07	−.06	.36	−.04	−.00	−.04	.40	.03	−.06	−.09	.01	.300
	108	.14	−.11	.14	.19	.16	−.02	.15	.32	−.04	.02	.06	−.13	.334
	95	.24	−.18	.20	.11	.08	−.10	.09	.31	.09	−.05	.11	.04	.293
抑うつ性尺度	52	−.15	−.08	.12	−.11	.01	−.03	.04	.12	.46	.10	.11	.02	.297
	13	.06	.01	.02	−.02	−.23	.11	−.34	.08	.44	.02	.09	.06	.290
	130	.05	.14	.03	.06	−.06	.01	−.13	.22	.42	−.07	−.04	.05	.252
	39	.11	.22	.09	.02	.13	.02	.08	.14	.41	−.16	−.08	−.14	.415
	78	−.18	.15	.03	.04	.09	−.15	−.09	−.08	.41	.11	.20	−.01	.501
	26	−.09	.27	.22	−.10	.06	−.03	−.03	.03	.36	.03	.07	−.03	.460
	91	.10	.22	.18	−.08	.15	−.03	−.19	.02	.33	.09	.06	−.05	.379
	104	−.05	.07	.04	.00	.08	−.05	−.15	.07	.33	.14	.05	−.11	.232
	65	.02	.14	.28	.03	.06	−.07	−.12	.03	.32	.18	.03	−.07	.409
	117	−.17	.16	.22	.05	.13	.05	−.04	.10	.30	.04	.22	.01	.489
共感性尺度	120	.02	.12	.11	.09	.05	.07	−.07	.03	−.04	.58	−.10	−.07	.378
	29	.02	.01	.06	.03	.08	.09	.15	.03	.09	.55	−.11	−.01	.427
	42	.10	.12	−.02	−.04	−.11	.05	.08	.03	−.06	.54	.03	−.10	.377
	107	−.09	−.07	−.04	.05	−.16	.05	.25	−.06	.21	.51	−.06	−.06	.455
	3	.01	.07	−.03	.01	−.23	.03	−.07	−.01	.01	.44	−.12	−.05	.279
	81	.00	−.01	−.07	.01	−.12	.04	.39	−.10	.18	.39	−.09	−.05	.430
	16	.04	.16	−.12	.08	−.04	.04	.00	.15	.01	.32	.16	.02	.268
	94	.10	−.13	−.09	.19	.34	.11	−.32	.10	.16	−.31	.05	.00	.305
	68	.03	−.07	−.02	.14	.21	−.06	−.25	−.04	−.04	−.25	.25	.05	.286
	55	.03	−.00	.18	.18	−.08	.12	.19	−.04	.01	.22	−.08	−.06	.181
非協調性尺度	127	−.02	.00	−.02	.03	.07	.01	−.04	−.06	.05	−.10	.48	.05	.276
	49	−.02	−.03	.06	.03	.03	.06	−.08	.01	.11	−.06	.48	−.01	.263
	36	−.00	−.06	.10	.19	.10	−.04	.13	−.04	−.02	−.26	.47	.01	.403
	62	−.02	.09	.08	−.05	.20	.02	.09	−.01	.13	.00	.43	−.07	.339
	114	.02	.12	.13	.06	−.00	.05	.12	−.04	−.16	−.15	.41	−.09	.243
	75	.07	−.01	.12	.03	.02	.05	.01	−.05	.17	.03	.41	−.05	.223
	10	−.27	−.12	−.04	−.14	.08	.03	−.05	−.02	.28	.01	.34	.03	.299
	88	−.03	.08	.01	−.01	.27	.01	.03	−.00	−.00	.03	.32	−.08	.236
	23	.04	.07	−.01	.09	.09	.04	.05	−.05	.17	−.08	.31	.00	.209
	101	−.22	.11	−.04	−.02	.15	.03	−.02	.13	.14	−.02	.31	.01	.220
規律性尺度	110	−.00	.10	.05	−.01	−.07	.01	.08	.08	.03	−.23	−.04	.58	.339
	45	−.15	−.14	−.02	.05	.00	.06	−.04	.04	.14	.06	−.02	.54	.349
	84	.02	−.11	.13	.05	−.06	.10	.05	.05	−.01	−.09	−.09	.54	.311
	6	−.08	.12	.07	−.01	.23	−.12	.08	−.03	−.07	−.01	−.06	.52	.304
	123	−.01	−.18	.05	.02	.03	.02	−.06	−.09	−.02	−.05	−.05	.51	.265
	19	.06	.21	.05	−.03	−.15	.02	.08	.07	−.05	−.15	.10	.48	.325
	97	.06	.20	.04	−.10	.13	−.03	.07	.05	.01	−.03	−.10	.46	.257
	58	.09	−.02	−.14	.16	−.10	.06	−.06	−.12	−.02	.07	.11	.42	.360
	32	−.04	.16	.05	−.06	.03	.14	.14	−.04	−.10	.05	.01	.37	.258
	71	.16	.06	.03	.07	−.05	−.13	−.13	−.12	−.15	.08	.04	.32	.238

四捨五入で小数第 2 位まで.　　(柳井・柏木・国生, 1987)

Part I　文　献

青木繁伸・鈴木庄亮・柳井晴夫（1974）新しい健康調査法 THPI 作成のこころみ．行動計量学，**2**（1），41−53.

Belloc, N. B. & Breslow, J.（1972）Relationship of physical health status and health practices. *Internal Preventive Medicine*, **1**, 409−421.

Cronbach, I. J.（1984）*Essentials of Psychological Testing*（4th ed.）. Harper and Row.

E. G. カーマイン・R. A. ツェラー（著）水野欽司･野嶋栄一郎（訳）（1983）テストの信頼性と妥当性（人間科学の統計学 7）．朝倉書店.

Fabrigar, L.R., Wegener, D.T., MacCallum, R.C. & Strahan, E.J. (1999) Evaluating the use of exploratory factor analysis in psychological research. *Psychological Methods*, **4**(3), 272-299.

P. M. フェイヤーズ・D. マッキン（著）福原俊一・数間恵子（監訳）（2005）QOL 評価学　測定・解析・解釈のすべて．中山書店 .

藤井光昭・柳井晴夫・荒井克弘（2002）総合試験の国際比較―我が国の入試改善にむけて．多賀出版.

日野原重明・柳井晴夫・高木廣文・柏木恵子・日野原緑（1982）循環器疾患予防のための生活習慣に関する研究．日本公衆衛生誌，**29**（7），309−320.

平井洋子（2006）第 2 章　測定の妥当性からみた尺度構成―得点の解釈を保証できますか．吉田寿夫（編）心理学研究法の新しいかたち．誠信書房，pp. 22−49.

T. P. ホーガン（著）繁桝算男・椎名久美子・石垣琢磨（訳）（2010）心理テスト　理論と実践のかけ橋．培風館.

堀　洋道（監修）松井　豊（編）（2006）心理測定尺度集Ⅲ―心の健康をはかる〈適応・臨床〉．サイエンス社.

池田　央（1992）テストの科学，試験にかかわるすべての人に．日本文化科学社.

金子眞理子・眞嶋明子・小泉晋一（2006）Suffering 調査票の開発．日本看護学会誌，**26**，3−12.

国生理枝子・柳井晴夫・柏木繁男（1990）新性格検査における併存的妥当性の検証―プロマックス回転法による新性格検査の作成について（Ⅱ）．心理学研究，**61**（1），31−39.

R. L. リン（編）池田　央・藤田恵璽・柳井晴夫・繁桝算男（訳）（1992）教育測定学（上巻，下巻）．みくに出版.

前川眞一・柳井晴夫 他（1988）昭和 54−59 年度までの共通第一次学力試験に関する比較研究．大学入試センター研究紀要，**17**，273−353.

中川有加・西田みゆき・柳井晴夫（2005）日本の看護学研究における因子分析法の利用．聖路加看護大学紀要，**31**（8），1−13.

日本テスト学会（2007）テスト・スタンダード　日本のテストの将来に向けて．金子書房.

尾崎フサ子・金井 Pak 雅子・柳井晴夫・上泉和子・柏木公一（2011）尺度開発の課題と今後の方向性．日本看護学会誌，**15**（2），175−184.

佐伯圭一郎・高木廣文・日野原重明・柳井晴夫 他（1986）LPC 式生活習慣検査の作成．行動計量学，**15**（2），32−44.

繁桝算男・柳井晴夫・森　敏昭（2008）Q&A で知る統計データ解析（第 2 版）．サイエンス社.

清水嘉子・関水しのぶ・遠藤俊子・落合冨美枝（2006）母親の育児幸福観―尺度の開発と妥当性の検証．日本看護科学会誌，**37**（2），15−24.

高木廣文・柳井晴夫（1998）生活習慣検査の信頼性と因子構造．統計数理，**46**（1），398−424.

続　有恒・織田揮準・鈴木真雄（1970）質問紙法による性格診断の方法論的吟味Ⅰ．教育心理学研究，**19**，39−51.

続　有恒・織田揮準・鈴木真雄（1971）質問紙法による性格診断の方法論的吟味Ⅱ― YG 検査洗練の試み．教育心理学研究，**19**，21−32.

柳井晴夫・柏木繁男・国生理枝子（1987）プロマックス回転法による新性格検査の作成について（Ⅰ）．心理学研究，**58**（3），158−165.

柳井晴夫・繁桝算男・前川眞一・市川雅教（1990）統計ライブラリー　因子分析―その理論と方法．朝倉書店.

柳井晴夫（2000）因子分析の利用をめぐる問題点ついて．教育心理学研究年報，**39**，96−108.

Part Ⅱ

看護測定尺度の実際

5. 看護師長のマネジメントを測る

本章では，「看護管理実践のための自己評価指標の開発．日本看護科学会誌 Vol.30（2）．2010. pp.32－43．（奥裕美ほか）」をもとに，その実際について述べる．

5.1 看護のためのマネジメント指標

医療サービスの最前線にいる看護職がその能力を十分に発揮して働くことが，優れた医療サービスを提供するためには不可欠である．また，看護職の包括的管理を行う看護管理者には，看護師がもっている能力を最大限に生かして働くことができるよう，マネジメントする能力が求められている．

しかし看護管理者のマネジメント実践の方法について系統的に学ぶ機会は少なく，経験的にノウハウを身につけているというのが現状である．そこで看護管理を行う上で最低限必要とされる，理論的裏付けのある標準的な指標として「ナースのための看護管理指標（Management Index for Nurses；MaIN）」を開発した[*1]．なお，MaIN の対象とする看護管理者は，直接患者ケアに携わる看護職員を管理する立場にある病棟・外来部門の看護師長など，中間看護管理者である．

5.2 看護管理指標の開発のための研究の方法

本章で紹介するのは，開発した看護管理指標 MaIN の信頼性と妥当性を検討したプロセスである．分析を行うための統計学的手法には，おもに主成分分析を使用した．主成分分析とは，直接的に観測された複数の変数を統合して，変数間の関係を把握することができるような総合的な変数として集約する統計的な分析手法である（柳井，1976）．MaIN の開発では，はじめに既存の経営理論から仮説的に項目を設定し，さらにその項目のそれぞれに，測定する指標群をあらかじめ分類して割り当てた（大串ほか，2007）．そこで，設定した指標群が項目ごとに共通した内容をもっているかどうかを確認するため，この方法を選択した．

5.3 項目作成の手順（図 5.1）

MaIN の開発にあたり，まずは従来の看護管理指標や既存の経営理論から得られている知見をもとに，仮説的に以下の 6 つの大項目を設定した．

---

*1　実際には「日本版看護管理ミニマムデータセット（NMMDS-j）」というのが，開発当時の名称であり，第 1 版の完成後，「MaIN」と改称している．本文では「MaIN」に統一して表記する．

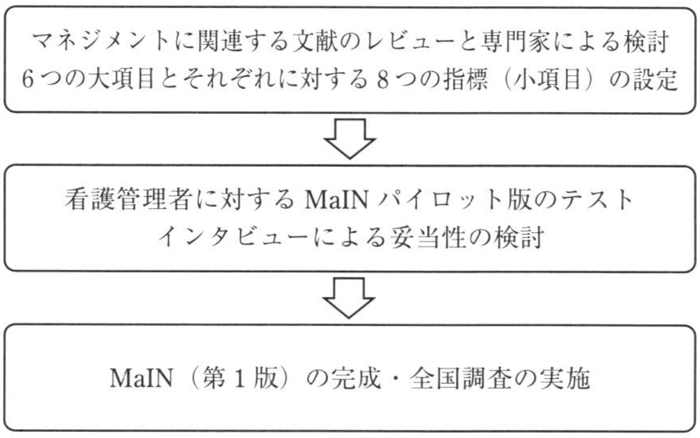

図 5.1　MaIN 作成のプロセス

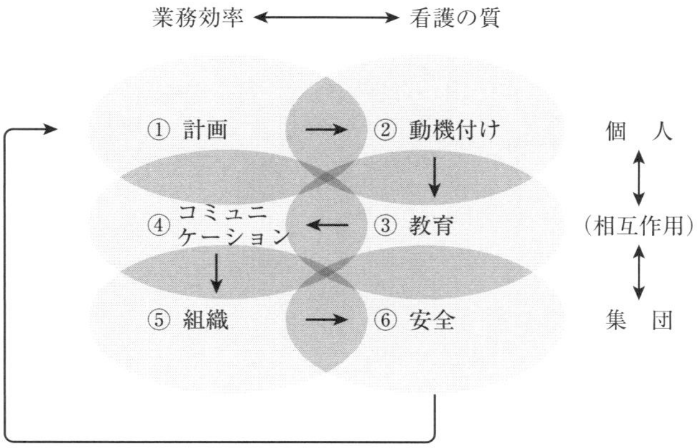

図 5.2　『ナースのための管理指標 MaIN』の6つのカテゴリ

(1)「計画」:「組織の目標を働くスタッフが個人のレベルで共有しているか」

管理者の役割の1つに，病院組織全体の目標を達成することがあげられる．そのためには病院組織全体の理念が反映され具現化された部署の目標が策定され，スタッフ全員に浸透していることが必要である．

(2)「動機付け」:「スタッフ個人のやる気を大切にして，これを支援しているか」

目標を達成するためには，看護管理者だけでなくスタッフ一人ひとりが主体的にそれぞれの業務に取り組む必要がある．そこで，スタッフのやる気（モチベーション）を引き出し，それを持続できるように支援することが必要である．

(3)「教育」:「新しい知識を取り入れ，またそれを学びあうことができているか」

組織にとって，優秀な人材を育成することは重要な課題の1つである．また，外部から新しい知見を取り入れ積極的に活用したり，よりよい看護実践の方法を組織全体で共有できるようにすることも，看護管理者にとって重要である．

(4)「コミュニケーション」:「組織内で個々人の意思疎通はできているか」

コミュニケーションの基本となる人間関係の善し悪しは，お互いの信頼関係によって成り立っている．つまり，スタッフ間の信頼関係を築くことは，結果的にコミュニケーションの質を高めることになる．そのためにはそれぞれが十分な意思疎通を行える環境があることが必要で

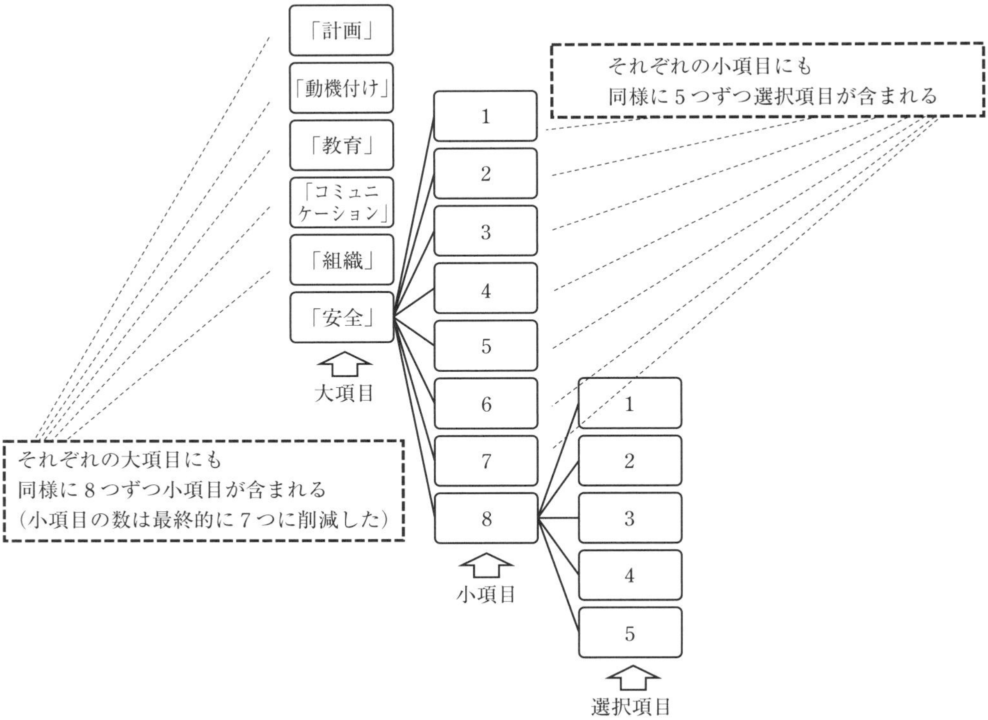

図 5.3　MaIN 構造図

ある．

(5)「組織」:「効率的に組織運営ができているか」

効率的な組織運営の実現は，医療サービスの質に影響する．そのため組織は目標の実現のために立てた計画がスムーズに達成されるような仕組みになっていなければならない．

(6)「安全」:「マネジメントの成果が結果として安全に生かされているか」

マネジメントの質が高く，組織が効率的に運営されていれば，それは安全で安心できるサービスの提供につながる．

なお，これら6つの項目は明確に区分されるものではなく，重層的に関連しあいながらプロセスを進むものであると考える．例えば「計画」に沿った目標に向かってスタッフは「動機付け」され，その「動機付け」は新たな知識の獲得である「教育」の効果に影響する，などである．そしてこれらの6つの項目がたどるマネジメントのプロセスは，発展的に繰り返し行われるものと考えた（図 5.2）．

次に6つの大項目のそれぞれに対して，8つの指標（小項目）を設定し，その8つの指標がさらに5つの選択項目を含むものとした（図 5.3）．これらの選択項目は，看護管理実践の現状を踏まえた，実践的で具体的な内容にした．なお，MaIN は看護管理実践のなかで誰もが活用しやすいという点を重視し，病院の規模によらず，簡便に，自己評価が可能，という3点を特徴とすることを意識して作成した．

5.4 予備調査の実施

◆ MaIN パイロット版の内容の検討

作成されたMaIN（パイロット版）は，数名の看護管理者へのアンケート，およびインタビュー調査による評価を受け，最終的に6つの大項目のそれぞれに含まれる小項目の数を8つから7つに削減したうえで，小項目のそれぞれが5段階の活動レベルを示す選択項目からなるMaIN（第1版）となった（ただし大項目2「動機付け」のみレンジ0～5のリッカートスケール*2を用いた選択項目が2項目含まれる）．選択項目は各1点で計算するため，各小項目の得点のレンジは0～5点，各大項目の得点のレンジは0～35点となる（表5.1）．なお，ここまでの一連の作業は，看護管理実践者，看護管理学研究者，マネジメントの研究者らによる研究班での討議を重ねて行った．

表5.1 6つの大項目，7つの小項目と行動レベルを示す選択項目の例

1「計画」	2「動機付け」
〈小項目〉 1.1 病院の理念 1.2 部署の目標 1.3 部署の目標を決めるまでの方法 1.4 部署の目標を達成するための計画 1.5 計画の実践状況の把握 1.6 計画実践の評価 1.7 次期計画への反映	2.1 年間有給休暇取得率 2.2 部署のスタッフの給与 2.3 部署の離職率 2.4 キャリアアップへの支援 2.5 個人の目標の設定と評価 2.6 職場の人間関係 2.7 休暇のとりやすさ
〈小項目の具体的内容と行動レベルを示す選択項目の例〉 1.1「病院の理念」について，あてはまるものすべてに○をつけてください． 1. 理念が文書化されている 2. 部署のスタッフ全員が知っている 3. 部署のスタッフ全員が説明できる 4. 患者に公開されている 5. 実際の行動が理念と合致しているかを意図的に確認する機会を設けている	〈小項目の具体的内容と行動レベルを示す選択項目の例〉 2.1「年間有給休暇取得率(あなたの部署の平均)」について最も近い数値(小数点以下四捨五入)を選び番号に○をつけてください． (0%) (1～5%) (6～10%) (11～15%) (16～20%) (21% 以上) 0 1 2 3 4 5
3「教育」	**4「コミュニケーション」**
3.1 学会・研究会への参加（発表以外）へのサポート 3.2 院外教育・研修へのサポート 3.3 部署スタッフの研修・学会・研究会などへの参加割合 3.4 組織内の委員会の委員を引き受けている部署スタッフの割合 3.5 院内研修プログラム 3.6 部署でスタッフが自発的に行っている勉強会 3.7 知識・スキル（院内外）の共有と活用	4.1 スタッフから申し出のあった個人面接 4.2 部署内での看護職と他の職種との連携 4.3 師長間の連携 4.4 部署内の対話の場（スタッフカンファレンスや病棟会など） 4.5 対話の場（スタッフカンファレンスや病棟会など）の雰囲気 4.6 部署内での患者情報の共有・伝達 4.7 患者の家族とのかかわり
5「組織」	**6「安全」**
5.1 看護部の組織図 5.2 病院の組織内倫理委員会 5.3 部署を円滑に運営するための取り組み 5.4 部署の勤務表作成時の配慮 5.5 師長として実践している部門横断的活動 5.6 師長の権限の委譲 5.7 師長が院外の知見を取り入れるために実践している項目	6.1 病院の安全対策マニュアル 6.2 部署内の医療安全担当者の役割 6.3 医療以外の危機対応 6.4 想定される災害への病院としての対応 6.5 部署内のインシデントやアクシデントレポート，事故報告書など 6.6 リスクアセスメント 6.7 苦情への対応

*2 リッカートスケール（Likert scale）とは，アンケートなどで広く使われている回答方法を示す尺度である．回答者に答えてもらう質問に対し，「とてもよい」「よい」「ふつう」「悪い」「とても悪い」のような段階別の回答を準備し，その回答の結果に得点付けを行う．

5.5 MaINの信頼性・妥当性の検討

◆ 調 査 対 象

独立行政法人福祉医療機構が運営する福祉・保健・医療総合サイトWAMNET内の医療機関別検索「病院」から，無作為に抽出した全国3,036病院の看護部門責任者に対して，調査協力依頼状を送付した．協力が得られた病院には，所属する看護管理者数分の無記名の調査票を送り，看護部門責任者からの配布を依頼した．記入後の調査票は直接研究者へと返送されるようにした．研究協力が得られた全国579病院の看護部門の責任者に対して4,067通の調査票を送付し，有効回答が得られた1,762通の回答（有効回答率43.3%）をもとに分析を行った．

◆ 分析の結果

6つの大項目の得点の平均値と標準偏差（SD）は，「計画」21.75（SD＝5.39），「動機付け」20.02（SD＝3.73），「教育」23.24（SD＝5.03），「コミュニケーション」22.78（SD＝5.10），「組織」21.38（SD＝5.14），「安全」23.48（SD＝5.39）であった．また選択項目の回答率の平均値と標準偏差は0.62（SD＝0.24），中央値は0.79であった．7つの小項目に対する得点の平均と標準偏差を表5.2に，小項目間の相関係数行列を表5.3に示した．

表5.2　6つの大項目別小項目の平均値と標準偏差

		平均値	標準偏差			平均値	標準偏差
1「計画」		21.75	5.39	4「コミュニケーション」		22.78	5.10
1.1	病院の理念	3.21	1.01	4.1	スタッフから申し出のあった個人面接	3.76	1.08
1.2	部署の目標	3.75	1.14	4.2	部署内での看護職と他の職種との連携	2.95	1.37
1.3	部署の目標を決めるまでの方法	2.63	0.89	4.3	師長間の連携	2.93	1.22
1.4	部署の目標を達成するための計画	3.40	1.21	4.4	部署内の対話の場	4.05	1.14
1.5	計画の実践状況の把握	2.64	1.11	4.5	対話の場の雰囲気	3.54	1.15
1.6	計画実践の評価	2.32	1.17	4.6	部署内での患者情報の共有・伝達	2.10	1.08
1.7	次期計画への反映	3.23	1.39	4.7	患者の家族とのかかわり	3.01	1.20
2「動機付け」		20.02	3.73	5「組織」		21.38	5.14
2.1	年間有給休暇取得率	3.58	1.49	5.1	看護部の組織図	3.33	1.23
2.2	部署のスタッフの給与	2.20	1.12	5.2	病院の組織内倫理委員会	1.65	0.92
2.3	部署の離職率	1.87	1.44	5.3	部署を円滑に運営するための取り組み	3.41	1.24
2.4	キャリアアップへの支援	2.69	1.10	5.4	部署の勤務表作成時の配慮	3.96	1.05
2.5	個人の目標の設定と評価	3.29	1.19	5.5	師長として実践している部門横断的活動	2.65	1.34
2.6	職場の人間関係	3.31	0.72	5.6	師長の権限の委譲	3.06	1.32
2.7	休暇のとりやすさ	2.95	0.92	5.7	師長が院外の知見を取り入れるために実践している項目	2.22	1.08
3「教育」		23.24	5.03	6「安全」		23.48	5.39
3.1	学会・研究会への参加（発表以外）へのサポート	3.64	1.21	6.1	病院の安全対策マニュアル	3.58	1.15
3.2	院外教育・研修へのサポート	3.70	1.23	6.2	部署内の医療安全担当者の役割	3.50	1.27
3.3	部署スタッフの研修・学会・研究会などへの参加割合	2.85	1.43	6.3	医療以外の危機対応	2.55	1.30
3.4	組織内の委員会の委員を引き受けている部署スタッフの割合	3.87	1.34	6.4	想定される災害への病院としての対応	2.72	1.30
3.5	院内研修プログラム	3.26	1.22	6.5	部署内のインシデントやアクシデントレポート，事故報告書など	4.07	1.13
3.6	部署でスタッフが自発的に行っている勉強会	2.87	1.20	6.6	リスクアセスメント	2.92	0.97
3.7	知識・スキル（院内外）の共有と活用	2.70	1.12	6.7	苦情への対応	3.41	1.37

表 5.3　小項目間の相関係数行列

1「計画」	病院理念	目標	決定方法	計画	状況把握	計画評価	反映
病院の理念	1						
部署の目標	0.50	1					
部署の目標を決めるまでの方法	0.31	0.38	1				
目標達成のための計画	0.32	0.47	0.41	1			
計画の実践状況の把握	0.32	0.39	0.43	0.45	1		
計画実践の評価	0.29	0.34	0.34	0.50	0.47	1	
次期計画への反映	0.28	0.41	0.33	0.49	0.44	0.48	1
2「動機付け」	**給与**	**支援**	**設定評価**	**離職率**	**人間関係**	**とりやすさ**	**取得率**
部署のスタッフの給与	1						
キャリアアップへの支援	0.27	1					
個人目標の設定と評価	0.20	0.33	1				
部署の離職率	0.05	0.01	0.01	1			
職場の人間関係	0.04	0.05	0.09	0.01	1		
休暇のとりやすさ	0.04	0.07	0.00	0.02	0.33	1	
1 年間有給休暇取得率	0.06	0.02	0.03	0.06	0.06	0.21	1
3「教育」	**学会参加**	**院外教育**	**院内研修**	**勉強会**	**知識スキル**	**参加割合**	**委員割合**
学会・研究会への参加へのサポート	1						
院外教育・研修へのサポート	0.76	1					
院内研修プログラム	0.25	0.26	1				
部署でスタッフが自発的に行っている勉強会	0.31	0.31	0.34	1			
知識・スキル（院内外）の共有と活用	0.29	0.28	0.35	0.36	1		
学会・研究会などへの参加割合	0.17	0.18	0.15	0.18	0.16	1	
組織内委員会委員を引き受けている割合	0.12	0.11	0.08	0.07	0.01	0.26	1
4「コミュニケーション」	**個人面接**	**他職種連携**	**師長連携**	**部署内対話**	**雰囲気**	**共有伝達**	**患者家族**
スタッフから申し出のあった個人面接	1						
部署内での他の職種との連携	0.29	1					
師長間の連携	0.30	0.40	1				
部署内の対話の場	0.35	0.31	0.29	1			
対話の場の雰囲気	0.41	0.33	0.34	0.48	1		
部署内での患者情報の共有・伝達	0.20	0.35	0.22	0.22	0.27	1	
患者の家族とのかかわり	0.28	0.21	0.2	0.23	0.30	0.21	1
5「組織」	**組織図**	**倫理委員会**	**円滑運営**	**勤務表配慮**	**横断的活動**	**権限移譲**	**知見取入**
看護部の組織図	1						
病院の組織内倫理委員会	0.26	1					
部署内を円滑運営の取り組み	0.34	0.22	1				
部署の勤務表作成時の配慮	0.30	0.17	0.39	1			
師長として実践している部門横断的活動	0.28	0.23	0.40	0.33	1		
師長の権限の委譲	0.39	0.21	0.43	0.38	0.36	1	
院外の知見を取り入れるために実践している項目	0.28	0.25	0.32	0.28	0.35	0.38	1
6「安全」	**安全対策**	**担当役割**	**危機対応**	**災害対応**	**報告書**	**リスク**	**苦情対応**
病院の安全対策マニュアル	1						
部署内の医療安全担当者の役割	0.46	1					
医療以外の危機対応	0.30	0.26	1				
想定される災害への病院としての対応	0.34	0.30	0.41	1			
部署内のインシデント・アクシデントレポートや事故報告書など	0.38	0.41	0.26	0.27	1		
リスクアセスメント	0.29	0.32	0.31	0.29	0.31	1	
苦情への対応	0.32	0.28	0.36	0.34	0.35	0.32	1

◆ 項目の主成分分析

それぞれの小項目の得点と選択項目の相関関係を示し，その結果をもとに主成分分析を行った．成分負荷量と固有値，寄与率を大項目ごとにまとめ表 5.4 に示した．ここでは特に検討課題が多かった「動機付け」の項目について得られた結果について記述する．

大項目「動機付け」では，小項目間の相関係数は最高で 0.33 と総じて低く，特に「部署の離職率」と他の 6 つの実践項目との相関が低かった．主成分分析では，3 つの成分が得られ，

表 5.4　主成分分析によって得られた成分負荷量

1「計画」	成分 1	成分 2	成分 3
1.1 病院の理念	0.60	0.65	−0.15
1.2 部署の目標	0.71	0.42	−0.17
1.3 部署の目標を決めるまでの方法	0.65	0.06	0.69
1.4 部署の目標を達成するための計画	0.76	−0.16	−0.10
1.5 計画の実践状況の把握	0.72	−0.18	0.22
1.6 計画実践の評価	0.71	−0.37	−0.17
1.7 次期計画への反映	0.71	−0.29	−0.28
固有値	3.39	0.89	0.70
寄与率	48.5	12.7	10.0
2「動機付け」	成分 1	成分 2	成分 3
2.1 年間有給休暇取得率	0.31	0.41	0.45
2.2 部署のスタッフの給与	0.57	−0.33	0.16
2.3 部署の離職率	0.07	−0.22	0.85
2.4 キャリアアップへの支援	0.66	−0.39	−0.12
2.5 個人の目標の設定と評価	0.61	−0.38	−0.10
2.6 職場の人間関係	0.44	0.55	−0.24
2.7 休暇のとりやすさ	0.45	0.68	−0.11
固有値	1.62	1.34	1.04
寄与率	23.2	19.1	14.9
3「教育」	成分 1	成分 2	成分 3
3.1 学会・研究会への参加（発表以外）へのサポート	0.78	−0.10	−0.51
3.2 院外教育・研修へのサポート	0.78	−0.09	−0.51
3.3 部署スタッフの研修・学会・研究会などへの参加割合	0.41	0.63	0.20
3.4 組織内の委員会の委員を引き受けている部署スタッフの割合	0.24	0.80	0.03
3.5 院内研修プログラム	0.58	−0.14	0.44
3.6 部署でスタッフが自発的に行っている勉強会	0.64	−0.12	0.34
3.7 知識・スキル（院内外）の共有と活用	0.61	−0.24	0.41
固有値	2.55	1.15	1.04
寄与率	36.5	16.4	14.9
4「コミュニケーション」	成分 1		
4.1 スタッフから申し出のあった個人面接	0.65		
4.2 部署内での看護職と他の職種との連携	0.66		
4.3 師長間の連携	0.63		
4.4 部署内の対話の場（スタッフカンファレンスや病棟会など）	0.67		
4.5 対話の場（スタッフカンファレンスや病棟会など）の雰囲気	0.74		
4.6 部署内での患者情報の共有・伝達	0.53		
4.7 患者の家族とのかかわり	0.52		
固有値	2.79		
寄与率	39.9		
5「組織」	成分 1		
5.1 看護部の組織図	0.63		
5.2 病院の組織内倫理委員会	0.47		
5.3 部署を円滑に運営するための取り組み	0.71		
5.4 部署の勤務表作成時の配慮	0.64		
5.5 師長として実践している部門横断的活動	0.66		
5.6 師長の権限の委譲	0.73		
5.7 師長が院外の知見を取り入れるために実践している項目	0.63		
固有値	2.90		
寄与率	41.5		
6「安全」	成分 1		
6.1 病院の安全対策マニュアル	0.69		
6.2 部署内の医療安全担当者の役割	0.67		
6.3 医療以外の危機対応	0.63		
6.4 想定される災害への病院としての対応	0.64		
6.5 部署内のインシデントやアクシデントレポート，事故報告書など	0.65		
6.6 リスクアセスメント	0.61		
6.7 苦情への対応	0.65		
固有値	2.96		
寄与率	42.3		

第1成分の固有値は1.62，寄与率は23.2%と十分ではなかった．また，「キャリアアップへの支援」「個人の目標の設定と評価」「部署のスタッフの給与」の成分負荷量は0.5以上であったが，「部署の離職率」の成分負荷量が著しく低く0.07であった．

◆ 設定した項目の内的一貫性と，それぞれの関係性の確認

本研究は，経営学や看護管理学などの分野で行われた先行研究の結果に基づき，事前に項目を分類して設定したMaINの内容について，一貫性を確認した．表5.4に示した通り，各大項目の固有値は1.0以上，寄与率は23.2～48.5%を示した．最も寄与率が低かったのは「動機付け」で23.2%，次に低かった「教育」においては36.5%であった．

また，各大項目の関連構造を確認するため，6つの大項目のそれぞれのペアに関して偏相関係数を求め，0.1以上の値を示したものについてその関連を無向独立グラフに示した（図5.4）．これは共分散選択法とよばれ，デンプスター（Dempster, 1972）によって導入されたものである．「計画」と「安全」，「安全」と「組織」，「組織」と「コミュニケーション」，「コミュニケーション」と「教育」といった大項目間には比較的高い直接的関係がみられたが，「動機付け」は「計画」および「教育」と弱い関係しかみられなかった．

◆ 尺度の信頼性の検討

信頼性の検討を行うため，大項目ごとにα信頼性係数を求めたところ，「動機付け」をのぞき0.6以上であった（表5.5）．

◆ 項目の内容の検討

上記の結果および，選択項目に対する回答率などを考慮し，項目の構造と内容を検討した．

（1）6つの大項目の構造の検討

仮説的に設定した6つの大項目は，図5.4に示したような連鎖構造をもっていた．大項目2「動機付け」とその他の項目の関連が弱いものの，「計画」と「コミュニケーション」の関連は「教育」により，「教育」と「組織」の関連は「コミュニケーション」によってもたらされたものであると説明できる．この結果は，各大項目が重層的に関連するというMaINの枠組みと合致するものである．

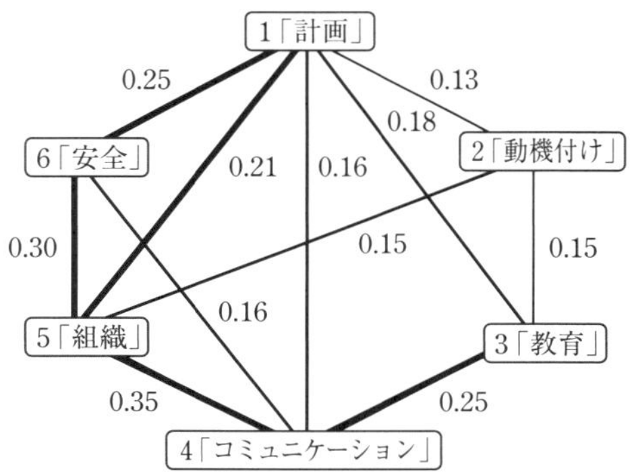

図5.4　共分散選択法による大項目間の関連

（2）成分負荷量が低かった選択項目の検討

大項目2「動機付け」に含まれる選択項目2.3の成分負荷量が，0.07と特に低かった．設問の内容は以下の通りである．

表5.5　6つの大項目内の信頼性係数

	α係数
1「計画」	0.82
2「動機付け」	0.37
3「教育」	0.68
4「コミュニケーション」	0.74
5「組織」	0.76
6「安全」	0.77

> 2.3 「部署の離職率について，最も近い数値（小数点以下四捨五入）を選び○を付けてください．ただし計算式は［年間部署内退職看護職員数］÷［年度始めと年度末の平均在籍部署内看護職員数］×100 としてください．」
>
> | (21%以上) | (16 ～ 20%) | (11 ～ 15%) | (6 ～ 10%) | (1 ～ 5%) | (0%) |
> |---|---|---|---|---|---|
> | 0 | 1 | 2 | 3 | 4 | 5 |

成分負荷量が著しく低かったことの理由として，選択項目 2.3 は同一項目内の他の質問項目とは質が異なる設問であり，「部署の離職率」はスタッフの動機付けに関連してはいないという可能性が考えられた．しかし，動機付けの低い職場にはスタッフは定着しないことが考えられ，離職率がその職場の吸引力を示す指標の 1 つとなることは経験上明らかである．本研究においてこのような結果となったことの理由については，リッカートスケール上に付与した数値の配分が適切ではなかったという可能性と，職場への不満だけが離職の原因となるわけではなく，離職にはキャリアアップなどの前向きな理由によるものもあるのではないかという 2 点が考えられた．

「動機付け」の項目からこの設問を削除したところ，α 信頼性係数が 0.37 から 0.40 に上昇したため，この項目は削除することとした．しかし，やはり部署の離職率はマネジメントを行う看護管理者にとって考慮しなければいけない指標の 1 つであり，今後は離職率の高低のみを得点化するのではなく，年次的な推移や離職の理由を同時に考慮することができるような質問項目を検討していく必要がある．

(3) 内的一貫性[*3]が低かった大項目の検討

大項目 2「動機付け」については，選択項目 2.3 を削除しても他の 5 つの大項目と比べて α 信頼性係数が十分な値を示さない．これは前述の通り，質問項目 2.3 がこの大項目に相応しくないという可能性とともに，大項目全体として包含する小項目の内容を改めて検討する余地があるということを示している．また大項目 2 については，リッカートスケールを使用して回答する小項目の占める割合が 7 問中 4 問と他の大項目と比較して高い．つまり，自分の考えではなく，ともに働くスタッフの意見を反映させて答える小項目が 2 問含まれるなど，5 つの選択項目からあてはまるものをすべて選ぶ，という回答形式がほとんどである他の大項目とは回答方法が大きく異なったことも，結果に影響を与えていたと考える．

> 大項目 2「動機付け」に含まれる設問の例
>
> 2.1 「年間有給休暇取得率」（あなたの部署の看護師の平均）について，最も近い数値（小数点以下四捨五入）を選び，番号に○を付けてください．
>
> | (0%) | (1 ～ 5%) | (6 ～ 10%) | (11 ～ 15%) | (16 ～ 20%) | (20%以上) |
> |---|---|---|---|---|---|
> | 0 | 1 | 2 | 3 | 4 | 5 |

*3 尺度に含まれる質問項目全体が同質の物事を計測している場合，内的一貫性が高くなる．

2.6 「職場の人間関係」について，今，部署にいる看護師5人に別紙の質問票を配り，その回答の平均値に最も近い番号に○を付けてください．

（大変不満）　　　　　　　　　　　　　　（大変満足）
0　　1　　2　　3　　4　　5

2.7 「休暇のとりやすさ」について，今，部署にいる看護師5人に別紙の質問票を配り，その回答の平均値に最も近い番号に○を付けてください．

（大変不満）　　　　　　　　　　　　　　（大変満足）
0　　1　　2　　3　　4　　5

実際の数値や，スタッフの評価から答えを導くこれらの質問項目は，自らの実践についてあてはまるものを選択項目のうちからすべて選択し，その合計数を得点とする他の5つの大項目において主となっている質問とは性質が異なっている．この点を改善するためには，リッカートスケールで表現される質問項目の内容を示すことができるような選択項目を用意し，回答形式を他の質問項目と統一させることなどが考えられる．

しかし，看護管理者が自らの実践を客観的に評価する視点を養うことも，MaIN作成の意図として存在している．この設問では，現実をより具体的に知り，得られたデータを部署の運営に役立つ情報として獲得し，利用できるようになることも目標としているため，これらの設問は残すこととした．その際，得点化された数値だけではなく，データそのものがもつ意味や，データ獲得の方法についても回答者が重要性を認識することができるよう解説を加えることとした．

(4) 無回答率が高い質問項目

次に，無回答率が高かった以下の質問項目について検討した．該当した項目は7問であった（表5.6）．無回答率が高かった理由として，以下の2点が考えられた．

1つ目は，質問内容そのものがわかりにくかったという可能性である．そこで，上記の7問について文章の表現方法などを改めて検討し，修正を行うこととした．2つ目は，「該当する」と回答することができなかった看護管理者が多かったという可能性である．特に無回答率が25.7%と最も高かった質問5.2は，所属する病院に倫理委員会が存在していない場合にはまったく回答することができない．2002年の時点で病院に倫理委員会が設置されている割合は，医学系大学付属病院では100%，一般病院では全病院数の10%であったという調査結果もある（赤林，2001）．本研究を行った2006年ではこの数値は増加していることが予想されるが，それでもすべての病院にそのような委員会が設置されてはいないということは経験上からも容易に想像がつく．しかし今後組織内倫理委員会が設置されていない病院において，組織として倫理問題に対応することができる体制を整備することが必要だという認識を看護管理者に喚起するためにこの項目は重要であると考え，修正や改訂は行わずに，このまま残すこととした．

表 5.6　無回答率が高かった質問項目

質問	選択項目	無回答率
5.2「病院の組織内倫理委員会」について，あてはまるものすべてに○をつけてください	・組織内倫理委員会が存在するかどうかを知っている ・師長が倫理的問題を提示するなど委員会を活用している ・スタッフからの提案が取り上げられるなど倫理委員会に働きかけがある ・倫理委員会に家族や患者が参加できる ・倫理委員会の決定が臨床に反映されている	25.7%
5.5「師長として実践している部門横断的活動」について，あてはまるものすべてに○をつけてください	・部門の壁を越えた活動を行っている ・部門横断的活動に参加している ・活動が定期的に実施されている ・活動の決定は部門の壁を越える権限をもっている ・各部門が実質的に対等な立場を実現している	23.3%
1.6「計画実践の評価」について，あてはまるものすべてに○をつけてください	・具体的数値で客観的に評価している ・質の評価を行っている ・コストの評価を行っている ・評価結果を公表している ・時間管理が行われている	12.0%
4.7「患者の家族とのかかわり」に関して，あてはまるものすべてに○をつけてください	・患者の家族は，師長の顔と名前を覚えている ・師長として，毎日，患者の家族と直接話をする機会を作っている ・患者の家族の疑問に対して十分に説明している ・患者の家族の相談に応じられる十分な時間をとっている ・患者の家族が容易に医師とコンタクトがとれるように配慮している	9.6%
6.3「医療以外の危機対応」について，あてはまるものすべてに○をつけてください	・患者暴力対策がある ・不審者の侵入時対策がある ・個人情報保護対策がある ・メンタルヘルス対策がある ・セクシャル/パワーハラスメント対策がある	9.6%
3.6「部署でスタッフが自発的に行っている勉強会」について，あてはまるものすべてに○をつけてください	・部署外や院外との交流がある ・開催を奨励している ・場所が確保されている ・継続的・定期的に実施している ・資料代などの支援がある	9.5%
5.6「師長の権限の委譲」について，あてはまるものすべてに○をつけてください	・師長の責任と権限が明文化されている ・業務効率化を意図して権限を委譲している ・権限の委譲に教育的配慮をしている ・権限委譲の範囲が明確である ・師長の責任と権限をスタッフが理解している	9.1%

(5)「該当する」と回答した割合が高い質問項目

質問に答えた看護管理者のうち 90%以上が「該当する」と答えた選択項目は全部で 21 あった．このうち 9 つの選択項目について内容を検討した（表 5.7）．これらの項目については，現段階においてほとんどの看護管理者が実践している，もしくは必要なデータや指針などを保持しているということを示している．そして回答率が高い項目には，組織の理念や目標，マニュアルなどの存在に関する質問項目が多く，所属する病院の体制によって「該当する」と回答できる項目が多かった．例えば，大項目「計画」に含まれる小項目「病院の理念」の選択項目である「理念が文書化されている」という項目の回答率は 99%であり，回答者のほとんどが理念を文書化できているということになる．また，大項目「計画」の小項目「部署の目標」の選択項目である「目標が文書化されている」も同様である．少なくとも調査対象となった病院ではその組織の理念が掲げられており，働いている部署では何らかの職務上の目標が立てられているということである．

MaIN は本来看護におけるマネジメントに必要な視点は何かを提示しているものであり，単純に得点を評価するためのツールではないことから，これらの選択項目についても，修正や改

表 5.7 回答率が高い選択項目の内容の検討

選択項目	回答率	小項目
1.1-1 理念が文書化されている	99%	「病院の理念」について，あてはまるものすべてに○をつけてください
1.2-1 目標が文書化されている	99%	「部署の目標」について，あてはまるものすべてに○をつけてください
2.2-5 部署スタッフの残業時間を把握している	96%	「あなたの部署のスタッフの給与」について，あてはまるものすべてに○をつけてください
5.1-1 組織図がある	96%	「看護部の組織図」について，あてはまるものすべてに○をつけてください
5.2-1 組織内倫理委員会が存在するかどうかを知っている	97%	「病院の組織内倫理委員会」について，あてはまるものすべてに○をつけてください
5.7-3 文献・雑誌に目を通している	91%	「師長が院外の知見を取り入れるために実践している項目」について，あてはまるものすべてに○をつけてください
6.1-1 マニュアルがある	99%	「病院の安全対策マニュアル」について，あてはまるものすべてに○をつけてください
6.3-3 個人情報保護対策がある	91%	「医療以外の危機対策」について，あてはまるものすべてに○をつけてください
6.5-1 明確な報告・記載の基準がある	93%	「部署内のインシデントレポートやアクシデントレポート，事故報告書など」について，あてはまるものすべてに○をつけてください

訂は行わずこのまま残すこととした．これらも看護管理を行うにあたり重要な視点であることから，「該当する」と回答する割合は100%になることが望ましいと考えた．

5.6 考　　　察

MaIN は，看護管理実践に根拠を与える指標として開発した．ここでは，大項目の得点間の共分散選択の結果（図 5.4）をもとに，6 つの大項目が，看護管理実践に適用可能かどうかという視点で考察した．

「安全」：　大項目「安全」は，医療・看護サービスの提供に際しその基盤となる重要な事項であり，「組織」「計画」と強く関係していた．この結果は，医療の安全は組織的かつ計画的に取り組むものであるという側面を示している．近年では医療事故等の発生に際し，組織全体としてその問題に取り組み，検討することが必要であるという考え方が社会的にも浸透してきているが，この結果はそうした考えを裏付ける根拠の 1 つにもなる．看護管理者にも，安全管理が組織的な問題としてマネジメントすることが必要とされており，この結果はそうした役割の重要性を再認識させるものである．

「コミュニケーション」と「組織」：　同様に大項目「コミュニケーション」と「組織」の関係についてだが，人的資源管理においてしばしば問題とされるのが人間関係の如何であり，その根底にあるのがコミュニケーションである．組織が成り立つには相互に意思を伝達し，コミュニケーションできる人々がいることが必要であるといわれており（バーナード，1978），本研究においてもこの基本原則を反映した結果がみられたものと考える．看護に限らず人が集まる組織の管理には，良好なコミュニケーションが不可欠であり，看護管理者にはそれを育む素地を組織内に創造するという視点も求められているのだと考えられる．

看護の仕組みは社会保障制度や関連する様々な政策，経済の動向，さらには国民の意識や社会状況によって影響を受けるものである．MaIN が包含しようとする看護管理指標についても時代の変化に即した内容に改訂していくことが必要である．今回作成した尺度では，成分負荷量が極端に低いものや，α信頼性係数が十分な値を示したとは言い切れない項目も含まれている．今後は，今回の研究によって検討された項目の修正を行うとともに，看護管理者の意見や評価得点などのデータを継続的に収集し，より信頼性のある改訂版を構築していく必要がある．

おわりに

本研究によって開発された看護管理者指標は，2007年に出版されたことを機に，多くの看護管理者によって実際に利用されることとなった．そうした利用者からの意見や時代の変化を背景として，2010年には改訂が行われMaIN第2版が発表されている．なお，本研究は，医療機関における看護サービスの提供と質の保証のためのデータベース開発に関する研究，平成16～18年度科学研究費補助金（基盤研究（B）主任研究者　井部俊子）の研究に基づいている．

本研究にご協力いただいた全国の看護部長，看護管理者の皆様に心から感謝いたします．

MaINはNMMDS-j研究会，およびMaIN研究会の以下のメンバーによって作られました（50音順，所属は研究当時）．

井部俊子（代表：聖路加看護大学），石崎民子（町田市民病院），上田文（東京医療保健大学医療保健学部研究員/NTT東日本関東病院），大串正樹（西武文理大学看護学部客員教授），太田加世（C-FEN代表），奥裕美（聖路加看護大学，聖路加看護大学博士後期課程），小山田恭子（社会保険看護研修センター），笠松由佳（虎の門病院），佐々木菜名代（川崎市立多摩病院），高井今日子（聖路加国際病院），中村綾子（聖路加看護大学），平山恵子（日本赤十字看護大学），松永佳子（東邦大学看護学部），北浦暁子（NKN/西武文理大学看護学部客員教授），高畠有理子（前聖路加看護大学），柳井晴夫（聖路加看護大学），渡邊千登世（さいたま市立病院）

文　献

赤林　朗（2001）日本における倫理委員会のあり方と課題．看護管理，**11**（9），700-703.

C. I. バーナード（著）山本安次郎・田杉　競・飯野春樹（訳）（1978）新訳経営者の役割（新訳第30版）．ダイヤモンド社．

Dempster, A. P. (1972) Covariance selection. *Biometrics*, **28**, 157-175.

井部俊子（2007）医療機関における看護サービスの提供と質の保証のためのデータベース開発に関する研究．平成16-18年度科学研究費補助金（基盤研究（B））研究成果報告書．

MaIN研究会（編）井部俊子（監修）（2010）ナースのための管理指標MaIN2．医学書院．

NMMDS-j研究会（編）井部俊子（監修）（2007）ナースのための管理指標MaIN．医学書院．

大串正樹・北浦暁子・太田加世 他（2007）看護管理者のための自己評価指標—日本版看護管理ミニマムデータセット（NMMDS-j）の開発．日本看護管理学会誌，**11**（1），5-12.

柳井晴夫・岩坪秀一（1976）複雑さに挑む科学．講談社．

━━━━ 編 者 講 評 ━━━━

井部▶　医療機関では，24時間365日医療サービスを提供するために組織化が行われる．医療サービスに包含される看護サービスは，組織内の病棟・外来・手術室などの単位に分割され，組織的に看護サービスを提供するためのマネジメント機能が発揮される．

このマネジメント機能を，中心となって発揮する責務を担うのが看護管理者である．彼らは看護師長・主任・科長などと称される．こうしたいわゆる中間看護管理者は，就任してしばらくは何をすることが「看護管理」なのかを模索する．適切なフィードバックがされず，いわゆる“手さぐり”でマネジメントをしていると思っている看護管理者は10年たっても「自信がない」ということになる．

看護のためのマネジメント指標の開発は，どういうことをすることがマネジメントなのかを統計的吟味を行って提示したものである．看護管理者は，「計画」「動機付け」「教育」「コミュニケーション」「組織」「安全」という6つの要素において具体的な行動を知ることができよう．

柳井▶　既存文献から，「計画」「動機付け」「教育」「コミュニケーション」「組織」「安全」という6つの大項目（尺度とよんでもよい）が決められ，それぞれの大項目別に主成分分析の結果，およびα信頼性係数が求められており，分析手順も優れている．他の7つの研究（第6～12章）と異なって，この研究には複数の因子を抽出し，その結果を回転する，因子分析の多因子モデルは使われていない．しかし，それぞれの大項目に7つの小項目と5段階の活動レベルの項目，計35項目が含まれているので，6つの大項目すべてに含まれる項目数は$35 \times 6 = 210$項目となる．したがって，データ数が十分にあれば，210項目のすべてを用いた因子分析が可能である．これらの因子分析を通して，本章で提唱されている6つの大項目で十分なのか検証可能である．本章で提唱されていない新しい因子が発見される可能性がないとはいえない．

図5.4の共分散選択の結果は見事である．想定された6つの大項目の因果連鎖が見事に表現されている．

6. 看護師の職業満足度を測る

6.1 研究の背景

保健医療スタッフ，特に患者に直接ケアを提供する看護師はヘルスケアシステムの重要な構成要素である．しかし，1990年代より看護師を含む保健医療スタッフ不足が世界各国で表面化しており，なかでもアフリカ諸国では深刻な問題となっている．WHOは2006年の年次報告書で，世界における保健医療職の不足数を430万人とし，なかでもサハラ以南のアフリカ（SSA）地域が最も不足しており現状の140％の人的資源が必要であると述べている（WHO, 2006）．SSAの人口は全世界人口の約10％にしかすぎないが，2007年時点で世界中のHIV感染者の67％がSSAに住んでおり全世界のAIDSによる死亡の75％がSSAで起こっている（UNAIDS, 2008）．加えて，SSAの多くの国・地域で平均余命は45歳未満（The World Bank, 2006）である．つまり，SSAは「世界で最も貧しい国々が最もヘルスケアを必要としている」（Salvage, 2006）状態なのである．同時に，SSAは看護師輸出国でもあり（Clemens & Pettersson, 2006）それが看護師不足に拍車をかけ，結果としてスタッフ不足による医療施設の閉鎖などの保健医療システムの不安定化をもたらし，サービスの質，量および公平性を脅かしている．看護師は健康格差縮小のための重要な人的資源であり，養成能力の低い開発途上国（以下途上国）では保健医療サービスの量を保つためには国家間移動を減少させることが重要である．今までの研究では，看護師の国家間移動の主要な原因として，専門性の開発（Kingma, 2001），経済的要因および個人・職業上の安全（Dovlo, 2007）が明らかにされているが，これらは職業満足度に関連する要因でもあり，また，職業満足度は離職の主要な予測因子（Larrabee *et al.*, 2003）であることから，職業満足度が高ければ看護師は自国に定着すると期待できる．しかしながら，職業満足度は欧米を中心とした先進工業国などでは報告はされているがSSAに関する報告はほとんどなく，看護師の職業に関する態度は不明である．

SSAの一部であるケニアは看護師輸出国である．例えば英国のthe Nursing and Midwifery Councilへのケニア人看護師登録数は，長年にわたり常に国別順位25位以内であり，2003～2008年頃にはSSA諸国のなかでも常に5～10位であった（Clemens & Pettersson, 2006, 2008；Connell *et al.*, 2007；Kline, 2003；The Nursing and Midwifery Council, n.d.）．またケニアでは毎年800～1,000人の看護師が退職しているが，その理由は明らかでない．

ケニアはヘルスケアシステムと看護教育制度が整っており，看護師のほとんどが公的機関で働いている．研究をはじめた2006年時点では経済・政治ともに大きな国内問題は抱えておらず，看護師の職業満足度と海外移住への関連において媒介要因が少ないため，両者の関連が比較的明らかになりやすいと考えて調査を行った．

6.2　因子分析の目的

本研究における因子分析の目的は，ケニアにおける看護師の職業満足度の要因およびその状況が欧米と異なるかどうかを明らかにすることである．

6.3　項目作成の手順

◆ 既存の職業満足度尺度の使用

看護師の職業満足度の文献を調べたところ，満足度の要因に国・地域にかかわらず共通するものが多くみられた（Belegen, 1993；Misener & Cox, 2001；Mueller & McCloskey, 1990；Rowaida *et al*., 1999；Best & Thurston, 2006）ため，既存の職業満足度尺度を利用することとした．本研究では，The Job Satisfaction Survey（職業満足度調査，以下 JSS；Spector, 1985）および Job Satisfaction Index（職業満足度指数，以下 JSI；Tsui *et al*., 1992）の 2 つを使用した．

JSS は看護師を含む人的サービス，非営利，公的機関のために作られた尺度であり，営利を目的としない業種である看護師に適した尺度である．これは 6 段階のリッカートスケール（第 5 章脚注 2 参照）を使用し，9 つの因子（pay；賃金，promotion；昇進，supervision；指導監督，fringe benefits；諸手当，contingent rewards；付随する報酬，operating procedures；業務手順，co-workers；職場仲間，work itself；仕事そのもの，communication；コミュニケーション）を測る 36 項目からなっている．しかし，ケニア人看護師のインタビューであげられた，キャリア開発，器材，資源などの職業満足度に影響を与える要因のいくつかは含まれていない．

一方 JSI は一般的な職業満足度を測る尺度で，5 段階のリッカートスケールを使用して 6 つの因子（work itself；仕事そのもの，supervision；指導監督，co-workers；同僚，pay；賃金，promotion opportunities；昇進機会，job in general；一般的に仕事として）を 6 つの項目を 1 因子 1 項目で測定する．

JSS は書籍（Spector, 1997）購入者に使用・修飾が許可されているものであり，JSI は米国コーネル大学ジョンソンスクールより使用許可を得た．JSS のプレテストでは，英語表現がわからない，ケニアの現状にそぐわない，回答の偏りが極端に強い，などの項目がみられたため，下位尺度に合わせて筆者が 3 項目を削除し新たに 2 項目を作成し，2 項目をケニアの英語表現に合わせわかりやすいものに変更した．また 6 段階のリッカートスケールではほとんどの項目で両端（1 か 6）の選択肢を選ぶ回答者が多かったため，JSI に合わせて 5 段階に変更した．（表 6.1）

◆ 職業満足度の追加項目

ケニア人看護師へのインタビューの結果，職業満足度に関する要因として，キャリアと用具・物品が多くの看護師からあげられていたため，これらに関する質問項目を各 4 項目，計 8 項目追加した．

表 6.1　職業満足度に関する質問票（原文は英語，翻訳は筆者による）

	あなたの考えに一番近いと思う数字にそれぞれチェックを入れて下さい	まったくそう思わない	そう思わない	わからない	そう思う	とてもそう思う
1	自分の仕事に対し十分な金額の賃金をもらっていると思う	1	2	3	4	5
2	自分の仕事に関して昇進の機会が本当に少ない	1	2	3	4	5
3	自分の上司は本当に仕事に有能な人である	1	2	3	4	5
4	自分の受けている手当てには満足していない	1	2	3	4	5
5	よい仕事をしたときに受けるべき評価を受けている	1	2	3	4	5
6	多くの規則や手順がよい仕事への妨げとなっている	1	2	3	4	5
7	自分の同僚が好きだ	1	2	3	4	5
8	時々自分の仕事が無意味に感じる	1	2	3	4	5
9	この組織内でのコミュニケーションはよい	1	2	3	4	5
10	さらなる勉学の機会はあまりに少ない	1	2	3	4	5
11	リスクから身を守るための十分な器材と供給がある	1	2	3	4	5
12	昇給は余りに少ない	1	2	3	4	5
13	仕事を頑張っている人には昇進の公平な機会がある	1	2	3	4	5
14	上司は自分に公平でない	1	2	3	4	5
15	自分たちが受けている手当てはほとんどの他機関と同じだ	1	2	3	4	5
16	自分の仕事に対して感謝されていると感じない	1	2	3	4	5
17	よい仕事をしようとしてお役所仕事に阻害されることはほとんどない	1	2	3	4	5
18	自分が一生懸命仕事をしなければならないのは同僚の能力がないせいである	1	2	3	4	5
19	仕事でしているようなことをするのは好きだ	1	2	3	4	5
20	この組織の目標がよくわからない	1	2	3	4	5
21	自分の知識と技術をアップデートするのはとても難しい	1	2	3	4	5
22	器材不足がよい仕事をするのを難しくしている	1	2	3	4	5
23	受け取る賃金を考えると勤務先から感謝されていないと感じる	1	2	3	4	5
24	ここでは他所よりも出世が早い	1	2	3	4	5
25	自分の上司は部下の気持ちにほとんど興味を示さない	1	2	3	4	5
26	我々が受け取る福利厚生は公平だ	1	2	3	4	5
27	ここの労働者に恩恵はわずかしかない	1	2	3	4	5
28	仕事が多すぎる	1	2	3	4	5
29	自分は同僚に恵まれている	1	2	3	4	5
30	組織内で何が起こっているのかわからないとよく感じる	1	2	3	4	5
31	自分の仕事をすることに誇りを感じる	1	2	3	4	5
32	新しい器材の導入が非常に遅い	1	2	3	4	5
33	我々のキャリア向上の機会は平等である	1	2	3	4	5
34	昇給の機会に満足している	1	2	3	4	5
35	我々が得られていないもらえるべき手当てがある	1	2	3	4	5
36	自分の上司が好きだ	1	2	3	4	5
37	事務仕事が多すぎる	1	2	3	4	5
38	自分の努力に対する当然の報酬が得られていないと思う	1	2	3	4	5
39	自分の昇進の機会に満足している	1	2	3	4	5
40	仕事での口論や争いが多すぎる	1	2	3	4	5
41	自分の仕事は楽しい	1	2	3	4	5
42	業務についての説明が不十分である	1	2	3	4	5
43	キャリア向上はよい賃金の仕事を得るための単なる手段である	1	2	3	4	5
44	器材の技術的故障がとても多い	1	2	3	4	5
45	日常生活で身体の危険を感じる	1	2	3	4	5
46	物価上昇で生活が苦しい	1	2	3	4	5
47	外国で働くのは面白そうだ	1	2	3	4	5
48	お金に関する多くの問題を抱えている	1	2	3	4	5
49	もっと快適な生活がしたい	1	2	3	4	5
50	収入の増加分でインフレーションを吸収できない	1	2	3	4	5
51	この国の社会治安はひどい	1	2	3	4	5
52	他の国でもっと看護を学びたい	1	2	3	4	5
53	現状の生活に何も不便は感じない	1	2	3	4	5
54	ここではお金をためるのは難しい	1	2	3	4	5
55	あなたの仕事の性質にどれくらい満足していますか？	1	2	3	4	5
56	あなたの上司－勤務先の上層部にどれくらい満足していますか？	1	2	3	4	5
57	あなたの同僚－仲間との関係性にどれくらい満足していますか？	1	2	3	4	5
58	あなたの仕事で受け取る賃金にどれくらい満足していますか？	1	2	3	4	5
59	この組織の出世や昇進の機会にどれくらい満足していますか？	1	2	3	4	5
60	すべてを勘案してあなたは現在の仕事にどれくらい満足していますか？	1	2	3	4	5

◆ **海外移住に関する要因**

上記の尺度に加えて，海外移住に影響する要因である pull ファクターと push ファクター（Mejía *et al*., 1979）についても調査を行った．関連する5因子（inflation；インフレ，security；安全，high living standard；よりよい生活，saving money quickly；手っ取り早くお金を貯める，gaining international experience；外国で働ける）はケニア人看護師のインタビューで指摘された職業満足度に影響する要因に関係していたため，これらの5因子に関連する10項目からなる5段階リッカートスケールを研究者が作成した．質問文の作成には他の尺度にある表現を参考に，ケニアの現状を鑑み簡潔でわかりやすい表現にした．

6.4 予 備 調 査

これらの尺度がケニア人に適用できるか，また海外移住に関連する要因の尺度の信頼性・妥当性を検討するために，病院看護師39名に予備調査を行った．その結果，修正したJSSおよびJSIには問題はなかったが，海外移住関連因子で，「手っ取り早くお金を貯める」および「インフレ」に関しては信頼性が低かったため修正を行った．

6.5 調 査 対 象

東アフリカにあるケニア共和国の全8州のうち4州（ナイロビ，セントラル，イースタン，ウェスタン）の看護師計796人（ナイロビ194人，セントラル210人，イースタン192人，ウェスタン200人）を対象に調査を行った．この4州は首都であるナイロビ州とその隣接州であるセントラル州，広いサバンナの過疎地域をもつイースタン州とビクトリア湖に近く人口密度

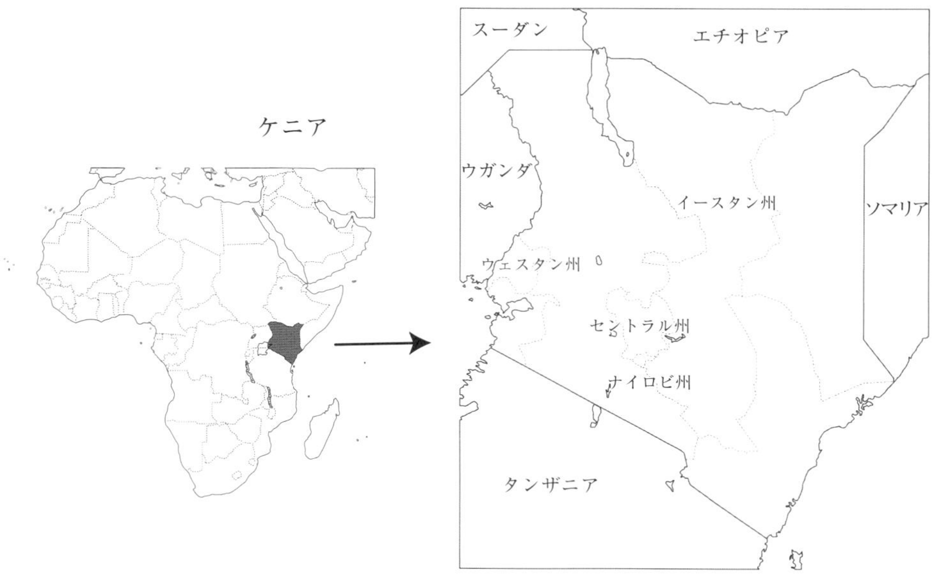

図 6.1 ケニア共和国地図

表 6.2　調査地の属性比較

項目＼州	ナイロビ	セントラル	イースタン	ウェスタン
広さ (km²) [1]	696	13,223	157,603	8,400
おおよその人口 [2]	2,807,155	3,928,751	5,491,900	3,994,646
km² あたりの人口密度	4,033	297	35	476
貧困ライン以下の人口 [2]	618,465	1,207,829	2,826,510	2,119,990
貧困ライン以下の人の割合 (%) [2]	22	30.7	50.5	53.1
人口 10 万対の医療施設数 (2007) [3]	12	14	21	10
km² あたりの医療施設数 (2007) [3]	0.499	0.042	0.007	0.047

Source;　1) Statistical Abstract 2008, Kenya National Bureau of Statistics, 2009
2) Kenya Integrated Household Budget Survey 2005-2006 in Constituency Report on Well-being in Kenya, Kenya National Bureau of Statistics, 2008
3) Annual Health Sectors Status Report 2005-2007, Ministry of Health, 2009

が高いウェスタン州であり，イースタン州とウェスタン州は貧困ライン以下の人口割合が 50%を超えるなど，それぞれ異なる社会・保健医療問題を抱える地域である（図 6.1，表 6.2）.

看護師は Kenya Registered Community Health Nursing（ケニア登録看護師；KRCHN）の資格をもち，ケニアの保健医療システムにおいてレベル 3 〜 5 にあたるヘルスセンター，ディストリクト＆サブディストリクト病院（以降ディストリクト病院とする），セカンダリー病院のいずれかで働く看護師とした．調査対象施設の選択は各州の保健局長あるいは公衆衛生看護師長らの州政府関係者に依頼したが，実際に訪問すると KRCHN がいないなどの問題があり，調査者が近隣の保健医療施設を訪問し調査票を配布するなどした.

調査票配布は配置回収法で行い，回収率は 98%（ナイロビ 91.8%，他 100%），有効回答数（率）は 709（90.9%）で，内訳はナイロビ 152（85.4%），セントラル 180（85.7%），イースタン 187（97.4%），ウェスタン 190（95.0%）であった.

6.6 分 析 結 果

全項目の得点結果を表 6.3 に示す．表 6.3 のなかで修正 JSS は 1 〜 44 で下位尺度は表 6.4 のとおりである．海外移住関連要因の項目は 45 〜 54，JSI は 55 〜 60 である．項目の多くに回答の偏りがみられたが，既存のスケールを使用しているため，項目を削除する基準として，① 標準偏差が 1.0 以下，② 尖度が 2.0 以上，③ 全回答数の 50% 以上が尺度の選択肢の 1 つに集中している，のすべてにあてはまる項目とした．加えて，ヒストグラム，幹葉図，ボックスプロット図を使用して回答の分布を確認した．その結果，7，29，49，54 は分析から除外した．54 は標準偏差が 1.0 以上だが 90% が「とてもそう思う」「そう思う」のいずれかを回答したため，分析から除外した．その結果，「同僚」の下位尺度から 2 項目削除することになったため，「同僚」の下位尺度は分析より除外した.

6.7 因 子 分 析

職業満足度については修正 JSS のまま分析を行うこととし，移住関連要因 8 項目について主因子法でカイザー標準化のプロマックス回転を用いて分析を行ったところ，3 因子が抽出され

表 6.3 全項目得点

項目	N	平均	標準偏差	尖度	項目	N	平均	標準偏差	尖度
1	708	1.76	**0.96**	**2.675**	31	709	3.83	1.12	0.270
2	706	2.21	1.22	−0.004	32	706	1.91	**0.89**	**2.976**
3	704	3.67	1.01	0.202	33	702	2.03	1.12	0.797
4	704	2.05	1.24	0.528	34	705	1.64	1.01	**4.008**
5	706	2.16	1.14	−0.134	35	705	1.53	**0.97**	**5.649**
6	704	2.91	1.22	−1.333	36	706	3.89	**0.84**	**2.276**
7	704	4.15	**0.67**	**4.730**	37	705	2.24	1.24	−0.753
8	704	3.60	1.30	−0.846	38	705	1.85	1.08	1.887
9	707	2.96	1.17	−1.355	39	707	1.69	1.07	**2.985**
10	701	2.65	1.30	−1.191	40	708	3.92	1.16	0.369
11	706	2.11	1.20	0.280	41	709	3.54	1.12	−0.575
12	704	1.58	**0.98**	**5.057**	42	703	3.18	1.13	−1.217
13	706	2.10	1.25	0.035	43	702	2.66	1.38	−1.286
14	706	3.87	1.00	1.017	44	705	2.23	1.08	−0.008
15	706	1.60	**0.96**	**4.787**	45	709	3.71	1.14	−0.602
16	700	2.79	1.24	−1.227	46	709	4.31	**0.88**	**2.560**
17	700	2.91	1.12	−1.102	47	709	3.79	1.32	−0.634
18	707	3.57	1.18	−0.539	48	709	4.28	**0.90**	**2.271**
19	705	3.88	1.03	1.016	49	709	4.78	**0.50**	**16.568**
20	708	3.54	1.11	−0.519	50	709	4.35	1.02	**2.748**
21	704	3.19	1.26	−1.235	51	709	3.83	1.11	−0.261
22	709	1.78	**0.97**	**3.088**	52	708	3.98	1.10	−0.057
23	706	1.94	1.15	0.918	53	707	3.89	1.10	0.418
24	706	1.84	**0.99**	**2.031**	54	709	4.43	1.05	**4.025**
25	709	3.53	1.15	−0.488	55	709	3.09	1.20	−1.357
26	703	1.89	1.04	**2.102**	56	708	3.45	1.01	−0.394
27	703	2.43	1.40	−0.757	57	709	3.93	**0.75**	**2.791**
28	703	1.76	**0.98**	**3.005**	58	709	1.52	**0.79**	**5.633**
29	707	4.00	**0.77**	**2.838**	59	709	1.73	**0.89**	**2.460**
30	707	2.92	1.22	−1.289	60	708	2.16	1.03	−0.304

表 6.4 職業満足度の下位尺度と構成

下位尺度*	項目番号	下位尺度	項目番号
賃金	1, 12, 23, 34	同僚	7, 18, 29, 40
昇進	2, 13, 24, 39	仕事の性質	8, 19, 31, 41
指導監督	3, 14, 25, 36	コミュニケーション	9, 20, 30, 42
諸手当	4, 15, 26, 35	キャリア向上	10, 21, 33, 43
付随する報酬	5, 16, 27, 38	器材	11, 22, 32, 44
業務環境	6, 17, 28, 37		

＊項目名原文は英語．翻訳は筆者による．(Spector, 1997. p.9 を改変)

表 6.5 移住関連要因の因子分析パターンマトリックス

項目	因子		
	1	2	3
52	**0.867**	0.245	0.107
47	**0.813**	0.261	0.071
51	**0.432**	0.299	0.328
46	0.208	**0.738**	0.316
45	0.158	**0.699**	−0.153
48	0.389	**0.671**	0.277
53	0.006	0.061	**0.782**
50	0.181	0.167	**0.579**

主因子法によるプロマックス回転

表 6.6 移住関連因子間の相関

	第 1 因子	第 2 因子	第 3 因子
第 1 因子	1.000		
第 2 因子	0.346	1.000	
第 3 因子	0.165	0.195	1.000

主因子法によるプロマックス回転
第 1 因子 = 外国への憧れ
第 2 因子 = 日常生活上の脅威
第 3 因子 = よりよい生活への渇望

表 6.7　尺度の信頼性の確認

下位尺度	本研究			Spector (1997)		
	平均	標準偏差	α係数	平均	標準偏差	α係数
賃金	6.9	2.4	0.36	11.8	2.6	0.75
昇進	7.8	2.8	0.45	12.0	1.9	0.73
指導監督	15.0	3.0	0.72	19.2	1.5	0.82
諸手当	7.0	2.4	0.35	14.2	2.2	0.73
付随する報酬	9.2	2.7	0.29	13.7	2.0	0.76
業務環境	9.9	2.6	0.30	13.5	2.2	0.62
仕事の性質	14.9	3.1	0.60	19.2	1.3	0.78
コミュニケーション	12.6	3.2	0.61	14.4	1.8	0.71
小計	83.0	12.6	0.71	JSS全体		0.91
キャリア向上 (3)*	7.8	2.5	0.38			
器材	8.0	2.6	0.46			
職業満足度総計	97.4	15.9	0.77			
外国への憧れ (3)	11.6	2.6	0.55			
日常生活上の脅威 (3)	12.3	2.1	0.48			
よりよい生活への渇望 (2)	8.2	1.6	0.17			
移住関連要因	32.2	4.4	0.59			

N= 676,（ ）内は項目数を示す.

た（表 6.5）. これら因子間の相関を確認したところ相関はみられなかった（表 6.6）.

信頼性の検証のためクロンバックのα係数を確認した（表 6.7）ところ，職業満足度に関しては「同僚」の下位尺度を除いた修正 JSS のα係数は全体では 0.71 であったが，下位尺度ごとのα係数は 0.29（付随する報酬）から 0.72（指導監督）と値のばらつきが大きかった．このα係数の低さは回答の偏りによるものだが，その偏りは質問内容ではなくケニアの現状に対する認識が看護師間でほぼ一致していることからくるものであり，ケニア人看護師へのインタビューで職業満足度の要因として再三再四あげられたものである．質問を変えてもこの偏りをなくすことはできないと判断し，項目を削除することはせずにそのまま使用した．また，追加の 2 項目（キャリア向上，器材）に関しては，α係数はそれぞれ 0.38，0.46 と低かったが全体のα係数は 0.71 から 0.77 に上がったため，これらの 2 項目をそのまま追加した.

海外移住要因に関しては，α係数は低くそれぞれ 0.55，0.48，0.17 であった．第 3 因子の係数は 0.17 だが項目数が他の 2 因子が 3 項目であるのに対し 2 項目であり，海外移住要因全体のα係数は 0.59 と第 3 因子をはずしても値に大きな変化はみられなかったため，そのまま尺度に加えた．したがって，これら 3 因子をそのまま採用し，第 1 因子は "Adoration for foreign countries（外国への憧れ）"，第 2 因子は "Threats for daily life（日常生活上の脅威）"，第 3 因子は "Longing for better living（よりよい生活への渇望）" と名付けた.

6.8 職業満足度と移住関連要因の結果

ここでは調査地 4 州および施設レベルでの修正 JSS を用いた看護師の職業満足度と海外移住要因の結果の比較を示す．4 州の看護師の職業満足度は尺度全体では有意差はみられなかったが，下位尺度では「賃金」「昇進」「指導監督」において有意差がみられ，「賃金」「昇進」ではウェスタン州が，「指導監督」ではイースタン州がそれぞれ高かった（表 6.8）．セントラル州はほとんどの下位尺度で満足度が他州より低かった．また JSI はナイロビ州で低かった．これ

表 6.8 4 州の職業満足度の比較

下位尺度 / 州	賃金	昇進	指導監督	諸手当	付随する報酬	業務環境	仕事の性質	コミュニケーション	キャリア向上	器材	修正JSS	JSI
ナイロビ	334.47	354.43	306.65	357.72	327.64	359.97	315.22	329.41	356.13	354.32	299.88	311.13
セントラル	328.57	308.22	350.16	333.39	324.47	348.44	357.64	344.06	338.53	348.16	289.43	365.10
イースタン	344.51	354.12	394.46	343.60	348.31	342.88	360.28	358.86	368.54	370.48	327.14	363.82
ウェスタン	385.26	380.95	338.23	351.07	371.96	331.70	362.59	363.55	356.37	330.01	321.22	368.24
χ^2 値	8.872*	12.428**	16.642**	1.394	6.505	1.757	6.013	2.940	2.031	3.865	4.760	8.641*

クラスカルウォリス検定，有意差＊: p<0.05, ＊＊ : p<0.01

表 6.9 施設レベルによる職業満足度の比較

下位尺度 / 施設レベル	賃金	昇進	指導監督	諸手当	付随する報酬	業務環境	仕事の性質	コミュニケーション	キャリア向上#	器材	修正JSS	JSI
ヘルスセンター	354.67	356.36	355.15	350.67	348.99	316.97	360.38	353.03	373.79	361.14	312.86	360.30
ディストリクト病院	327.99	343.38	321.16	332.38	320.73	342.69	325.95	329.12	333.25	332.25	284.74	333.49
州病院	381.76	348.64	399.43	364.03	384.13	375.97	387.02	386.68	375.19	371.86	354.67	385.64
χ^2 値	8.461*	0.510	17.553**	3.083	11.533**	7.480*	11.149**	9.285**	7.337*	5.292	15.270**	7.756*

クラスカルウォリス検定，有意差＊: p<0.05, ＊＊ : p<0.01

表 6.10 海外移住要因の州間の比較

	海外への憧れ	日常生活上の脅威	よりよい生活への渇望	海外移住全体
ナイロビ	389.59	394.57	362.00	390.17
セントラル	317.83	318.59	371.34	323.91
イースタン	323.34	331.38	332.63	318.27
ウェスタン	393.70	381.08	355.93	392.47
χ^2 値	21.837**	17.365**	3.731	21.109**

クラスカルウォリス検定，有意差＊＊ : p<0.05

らの結果より，イースタン州はディストリクト病院で働く看護師が多くヘルスセンターで働く者が少なかったため，病院で指導監督を日頃から受けていること，またウェスタン州は世帯年収が 10 万ケニアシリング未満の層の割合が 4 州で一番多く，物価も安いことから同賃金でも満足度が高いこと，が考えられる．また，施設レベルにおいては，満足度は州病院が高く（表 6.9），下位尺度では特にディストリクト病院との差が顕著であり，「昇進」を除いたすべての下位尺度においてディストリクト病院よりも州病院の方が満足度は高かった．これは全回答者の 47.5%が，設備・器材が不十分だが病棟・外来ともに忙しいディストリクト病院で働いていることが影響していると考えられる．

海外移住要因に関して 4 州の比較をしたところ，「外国への憧れ」「日常生活上の脅威」が 4 州間で有意な差がみられ，また尺度全体でもナイロビ州とウェスタン州が他の 2 州に比べ値が高かった（表 6.10）．

6.9 修正 JSS の因子分析

本調査では回答の偏りが強かったが，それらを除くため修正 JSS の因子分析を行った．修正 JSS 44 項目のうち先の 7, 29 に加え天井効果およびフロア効果が見られた 18 項目を削除し，24 項目で分析を実施した．スクリープロット図を参考に因子数を 3 と決め，主因子法を用いプロ

表 6.11　職業満足度の因子分析パターンマトリックス

項目	因子 1	因子 2	因子 3
25	**0.659**	0.085	−0.056
36	**0.634**	−0.190	0.221
14	**0.616**	0.080	−0.146
17	0.137	**0.453**	−0.031
10	−0.056	**0.430**	0.004
6	−0.058	**0.402**	0.107
20	0.112	**0.384**	0.130
9	−0.032	0.040	**0.660**
5	−0.041	0.084	**0.366**

主因子法によるプロマックス回転

表 6.12　職業満足度因子間の相関

	第 1 因子	第 2 因子	第 3 因子
第 1 因子	1.000		
第 2 因子	0.463	1.000	
第 3 因子	0.441	0.282	1.000

主因子法によるプロマックス回転
第 1 因子 = 指導監督
第 2 因子 = 組織運営
第 3 因子 = 意思疎通

表 6.13　職業満足度尺度の信頼性

尺度	指導監督	組織運営	意思疎通	全体
Cronbach の α	0.655	0.500	0.388	0.653

表 6.14　職業満足度尺度の妥当性

指　標		値
KMO の標本妥当性		0.730
Bartlett の球面性テスト	近似 χ^2	682.568
	自由度	36
	有意確率	0.000

表 6.15　職業満足度の州間比較

州	指導監督	組織運営	意思疎通	全体	JSI
ナイロビ	316.75	323.90	325.86	311.98	311.13
セントラル	354.57	345.86	336.72	338.00	365.10
イースタン	390.99	364.94	359.10	360.55	363.82
ウェスタン	338.83	337.89	382.03	344.01	368.24
χ^2 値	12.641**	3.742	8.092**	4.982	8.641**

クラスカルウォリス検定による，有意差 ** : $p<0.05$

表 6.16　職業満足度の施設レベル間比較

施設レベル	指導監督	組織運営	意思疎通	全体	JSI
ヘルスセンター	358.14	346.79	362.74	346.34	360.30
ディストリクト病院	324.23	322.81	333.12	317.00	333.49
州病院	399.80	381.34	377.12	377.62	385.64
χ^2 値	16.527**	9.788**	6.313**	10.847**	7.756**

クラスカルウォリス検定による，有意差 ** : $p<0.05$

表 6.17　海外移住要因と職業満足度の関連

	指導監督	組織運営	意思疎通	全体
海外への憧れ	−0.091	−0.145**	−0.090*	−0.157**
日常生活上の脅威	−0.055	−0.218**	−0.206**	−0.263**
よりよい生活への渇望	−0.062	−0.144**	−0.171**	−0.153**

数値はスピアマンのロー．有意差 * : $p<0.05$，** : $p<0.01$

マックス回転で分析を行った．因子負荷量が0.350未満の項目を除いた後，残りで再度因子分析を行い，これを4回繰り返した結果9項目が残った（表6.11）．因子間に相関関係がないことを確認した（表6.12）後，信頼性検証のためにクロンバックのα係数を確認するとともに（表6.13），尺度の妥当性を検討した（表6.14）．信頼性はやや低かったが妥当性はあると判断し，第1因子は“Supervisor（指導監督）”，第2因子は“Organizational operation（組織運営）”，第3因子は“Communication（意思疎通）”と名付けた．これらの因子およびJSIについて州間および施設レベル間での比較を行ったところ，州間では「指導監督」と「意思疎通」に有意差がみられたが尺度全体では有意差がなかった．しかしJSIでは州間の差がみられ，ナイロビが有意に低かった（表6.15）施設レベル間比較（表6.16）では尺度全体と3つの下位尺度，JSIすべてに有意差がみられ，州病院が一番満足度が高くディストリクト病院が一番低かった．

海外移住要因と職業満足度との関連をみると（表6.17），下位尺度の「組織運営」と「意思疎通」および尺度全体で負の相関がみられ，海外移住要因と職業満足度の関連が明らかになった．

6.10 考　　察

ケニアの4州における看護師の職業満足度を既存の尺度を修正して調査したところ，一番満足度が高かった要因は「指導監督」であり，ついで「仕事の性質」で，一番低かったのが「賃金」であった．また因子分析でも「指導監督」は職業満足度の大きな要因であった．先進国では金品よりも専門職としての地位や意識の方が職業満足度に影響するという報告（McNeese-Smith, 1999）があるが，ケニアでも同様の傾向がうかがえる．しかし，「賃金」「昇進」「諸手当」の満足度がきわめて低かったことより，現状の人事管理システムに対する不満もうかがえ，これらが高い賃金を得られる外国への移住の引き金になっていると考えられる．一方，移住関連要因に関しては，調査を行った4州間で要因に対する意識の違いがみられた．調査の1年ほど前にケニア国内で騒乱があり大きな社会問題となったことから，騒乱が激しかったウェスタン州でその影響が出ると推測していたが，移住指向が結果に表われていた．また海外移住要因と職業満足度は負の関連があったことから，満足度を上げることでケニア人看護師の海外流出を抑えることができる可能性が示唆された．ただ本章では触れなかったが，ケニア人看護師にとってはこれらの海外移住要因に加え，子どもや家族などの他の要因の影響も無視できず，したがって，ケニア人看護師が海外移住するかどうかは，拡大家族制のケニア人が面倒をみる家族の人数など，個々の経済状況や騒乱などの社会状況も併せて考える必要がある．

今回の調査では「賃金」や「昇進」の要因をはじめ，いくつかの項目で回答の偏りが強く，それが尺度の得点の低さ，ひいては信頼性の低さに現れている．しかし，これらの要因が職業満足度に影響していることはインタビュー調査でも明らかであり，尺度の信頼性の低さはケニア人看護師の現状に対する不満の強さを示しているといえよう．今回の調査ではケニア人看護師と欧米の看護師には仕事に対する姿勢に共通点がみられた．したがって，途上国で看護師に対して職業満足度の測定を行うには，信頼性，妥当性が確保された既存の尺度を使用する方が適切であろう．

文　献

Belegen, M. A. (1993) Nurses' job satisfaction : A meta–analysis of related variables. *Nursing Research*, **42** (1), 36–41.

Best, M. F. & Thurston, N. E. (2006) Canadian public health nurses' job satisfaction. *Public Health Nursing*, **23** (3), 250–255.

Clemens, M. A. & Pettersson, G. (2006) A new database of health professional emigration from Africa [Electronic version]. (Working paper No. 95). *Center for Global Development*. Retrieved November 15, 2007, from http://www.cgdev.org/files/9267%5Ffile%5FWP95FINAL.pdf

Clemens, M. A. & Pettersson, G. (2008) New data on African health professional abroad. *Human Resources for Health*, **6** (1). Retrieved April 15, 2008, from http://www.human-resources-health. com/content/6/1/1

Connell, J., Zurn, P., Stilwell, B., Awases, M. & Braichet, J. M. (2007) Sub–Saharan Africa : Beyond the health worker migration crisis? *Social Science and Medicine*, **64**, 1876–1891.

Dovlo, D. (2007) Migration of nurses from Sub–Saharan Africa : A review of issues and challenges. *Health Service Research*, **42** (3), 1373–1388.

Kingma, M. (2001) Nursing migration : Global treasure hunt or disaster–in–making. *Nursing Inquiry*, **8** (4), 205–212.

Kline, D. S. (2003) Push and pull factors in international nurse migration. *Journal of Nursing Scholarship*, **35** (2), 107–111.

The Nursing and Midwifery Council (n. d.). *Statistical analysis of the register*. April 1, 2006 to March 31, 2007. Retrieved October 22, 2008 from http://www.nmc-uk.org/aDisplayDocument.aspx?documentID=3600

Larrabee, J. H., Janney, M. A., Ostrow, C. L., Withrow, M. L., Hobbs, G. R. Jr. & Burant, C. (2003) Predicting registered nurses job satisfaction and intend to leave. *Journal of Nursing Administration*, **33** (5), 271–282.

McNeese–Smith, D. N. (1999) A content analysis of staff nurse descriptions of job satisfaction and dissatisfaction. *Journal of Advanced Nursing*, **29** (6), 1332–1341.

Mejía, A., Pizurki, H. & Roystib, E. (1979) *Physician and nurse migration : Analysis and policy implications*. World Health Organization.

Misener, T. R. & Cox, D. L. (2001) Development of the Misener Nurse Practitioner job satisfaction scale. *Journal of Nursing Measurement*, **9** (1), 91–108.

Mueller, C. W. & McCloskey, J. C. (1990) Nurses' job satisfaction : A proposed measure. *Nursing Research*, **39** (2), 113–117.

Rowaida, A., Cameron, S., Horsburgh, M. E. & Armstrong–Stassen, M. (1999) Predictors of job satisfaction, turnover, and burnout in female and male Jordanian nurses. *Canadian Journal of Nurisng Research*, **31** (3), 15–30.

Salvage, J. (2006) Workers of the world. *Nursing Standard*, **21** (5), 18–19.

Spector, P. E. (1985) Measurement of human service staff satisfaction : Development of the job survey. *American Journal of Community Psychology*, **13** (6), 693–713.

Spector, P. E. (1997) *Job Satisfaction : Application, assessment, causes, and consequences*. Sage Publications, 5–12, 75–76.

The World Bank (2006) *World development report 2007 : Development and the next generation*. Washington DC : Author.

Tsui, A. S., Egan, T. D., & O'Reilly, C. A., Ⅲ. (1992) Being different : Relational demography and organizational attachment. *Administrative Science Quarterly*. **37** (4), 549–580.

UNAIDS (2008) *Report on the global AIDS epidemic 2007* (Electronic version, pp. 30). Geneva : UNAIDS, the Joint Programme on HIV/AIDS.

World Health Organization (2006) *The world health report 2006 : Working together for health*, pp. 12. Geneva : Author.

―――― 編 者 講 評 ――――

井部▶　看護師の職業満足度調査は，わが国の看護研究では，関心の高いテーマである．とりわけスタンプス（Stamps）による職務満足度質問紙の日本語版が尾崎フサ子により紹介され，その信頼性・妥当性が検証された1988年以降，この質問紙を用いた研究が多くみられるようになった．それには看護師の職務満足度にどのような要因が関連しているのかを探り，主として看護師の職場定着を促進しようという意図があった．さらに，最近の研究は，看護師の職務満足をサービス研究の一環として捉え，従業員満足（ES）と顧客満足（CS），さらに提供されるサービスの質との関連を探ろうとする傾向に発展している．

看護師の職業（務）満足度研究が，組織内の課題に対処しようとする内向きな研究から，「ケニア人看護師」といった国や行政に係る満足度調査に視点を拡大した本研究は，発展途上国における看護師の職務満足度調査の意義を提示している．ケニア人看護師のインタビューから，新たな項目を追加して測定した結果，「外国への憧れ」「日常生活上の脅威」「よりよい生活への渇望」が抽出された．こうした研究によって，国の重要な人的資源である看護師の国家間移動が是正されることを期待したい．

柳井▶　ケニアの調査は実施も困難を伴うもので貴重なデータである．調査回収率が98%と日本の調査と比べるときわめて高い．

スペクター（Spector, 1985）によって得られた各下位領域のα係数に比べ，本研究の信頼性係数は小さい．特に賃金，昇進，諸手当，付随する報酬，業務環境のα係数はケニアのデータがいずれも平均値が低い（ケニア看護師の現状に対する不満により）値となっているため，信頼性係数が低くなったのであろう．

JSS（Tsui *et al.*, 1992）の36項目9因子は，今回得られたデータで分析を行うと異なったものになるか否かを検証するなど，さらに踏み込んだデータの分析，因子解釈，考察が期待できる論考である．

7.「上司の承認」を測る

本章では，「日本の看護師が看護管理者から受ける承認行為に関する項目の精選（萩本孝子．2009年度聖路加看護大学修士論文）」をもとに，その実際について述べる．

7.1 「上司の承認」について

看護師の離職には，結婚や育児など20歳代女性のライフサイクルにかかわる問題が影響している．一方で，離職要因には管理システムや看護管理のありかた，職場の人間関係が大きく影響する．看護の仕事には職場の人間関係が重要であり，安心感，信頼感，親密感などの得られる職場環境が重要である．しかし，筆者は看護師の職場では上司から部下への肯定的なフィードバックが少ないように感じている．太田（2007）は，人は誰もが「認められたい」という承認欲求が働いており，医療現場においては看護師の定着を促し，離職を防止するために看護管理者は作業環境を整え職員を動機付け，さらにその人を認める行為である「承認する」ことが必要である，と指摘している．

日本の組織・社会の文化には，一人で「耐え」「忍ぶ」といったような自己抑制と他者から突出することを好まず全体との調和を重んじること，人々の能力や業績を称賛するより和や序列を大切にするといった風土がある．日本の看護師の職場では「手順どおり」「事故をおこさないように」「ちゃんと」仕事ができて当たり前という暗黙の規範がある．そのため，看護師一人ひとりが上司からほめられるなどの肯定的評価を得られにくい．

筆者は，看護師にとって上司である看護師長が日本の文化的背景，特に人間関係を考慮した上で，働く現場で自部署の一人ひとりの看護師の仕事ぶりを認め，動機付けることのできる「承認する」行為を実践することが必要であると考えた．

7.2 承認行為項目の精選

◆ 承認行為項目リストの作成と分析

1）アイテムプールの作成

1983年～2009年までPub. Med.と医学中央雑誌で「nurse/看護師」「head nurse/看護師長」「recognition/承認」のキーワードで文献検索した．その結果，1992年頃よりアメリカで看護師長の承認行為の研究が行われていた．ブレゲン（Blegen *et al*., 1992）はアイオワ州の一般病院の看護師341名を対象に，看護師の職務満足を高め離職を防止する対策として看護師長の承認行為38項目を測定する質問紙調査を行った．因子分析では，「成長と発展の機会を与える」

「賞賛の文書を書く」「言語的フィードバックを個別に行う」「公の場で感謝をしたり評価をする」「勤務調整をする」「金銭的報酬を与える」の6因子が抽出された．さらに「金銭的報酬」が最も承認行為の中で重要であるという結果であった．日本では尾崎（2003）や他の研究者がその尺度を翻訳したうえで日本の文化を考慮して項目を削除・追加して調査していた．

筆者は，これらの文献を参考に看護師長の承認行為を検討した．しかし，日本の病院組織においては，看護師長に昇給や金銭的報酬を決定する権限がない．さらに日本の看護師長が看護師を承認するということは具体的にはどういう行為なのか，実践レベルでは明らかにはされていなかった．そこで筆者の看護師長としての経験から，また日本の文化的背景を考慮した看護師の情緒的支援を示す承認行為を追加し，文献検討を踏まえ最終的に64項目のアイテムプールを作成した．

2）項目の精選過程

選定した「看護師長の承認行為」64項目について大学病院に勤務する一般看護師に対し，それぞれの項目について看護師長から認められたと感じる度合いを「全く思わない」から「大変そう思う」の4段階で回答を求めた．有効回答数は555（有効回答率39.6%）であった．

全回答の傾向を把握し，各項目について回答人数と割合，回答の高い項目と低い項目について内容を確認した（表7.1）．

①**「大変そう思う」の傾向**：「大変そう思う」が高かった項目は，「6．専門分野の講師として推薦する」の184（33.2%），「62．看護トラブルのときすぐに対応する」の175（31.5%），「49．部下とよくコミュニケーションをとる」の174（31.4%）であった．「専門分野の講師として推薦する」以外の上位7項目は情緒的支援として追加した行為項目であり，回答した看護師にとってこれらの項目を承認と感じている度合いが高いことが示された．

「大変そう思う」が低かった項目は，「36．プロジェクトに参加している同僚から評価の機会を与えられる」の24（4.3%），「2．開発した患者用のパンフレットを検討しお互いに意見交換する機会を与える」の45（8.1%），「20．看護師の成果を掲示する」の45（8.1%）であった．看護師は同僚または上司から公の場で評価を受けることや自分自身の成果を他者にみせるといった行為には消極的な傾向があった．

②**「そう思う」「大変そう思う」を合わせた支持（割合）の傾向**：「そう思う」「大変そう思う」を合わせた支持（割合）が高かった項目は「56．責任ある業務を任せる」485（87.4%）で，次に「53．今まで看護師ができていなかったことをできたと実感したことに評価する」の449（80.9%），「62．看護トラブルのときにすぐに対応する」の445（80.1%）と続いていた．看護師として看護師という職業に誇りをもって働いており，責任ある業務を任されることで自己効力感が高まり有能感が高まること，加えて達成感や仕事の成果を実感することにつながるのではないかと思われた．「そう思う」「大変そう思う」を合わせた支持（割合）が高かった項目には看護師長と看護師が対峙してやりとりする場面が想起される行為項目が多かった．

一方，「そう思う」「大変そう思う」が低かった項目は「51．看護師の誕生日を休みにする」の205（37.0%），「35．同僚の前で看護師にお祝いの言葉を述べる」の274（49.3%），「15．勤務中の時間の使い方は自由裁量に任せる」の280（50.5%），「25．忙しいとき看護師の業務を手伝う」の280（50.5%）であった．「51．看護師の誕生日を休みにする」は施設によっては制

表 7.1　看護師長の承認行為 64 項目について看護師が認められたと感じる度合いの調査結果（$n=555$）①

項目	「全く思わない」と回答した人数(%)	「あまり思わない」と回答した人数(%)	「そう思う」と回答した人数(%)	「大変そう思う」と回答した人数(%)	「大変そう思う」と「そう思う」と回答した人数の和(%)
1　専門分野におけるケアの能力向上をすすめる	12(2.2)	167(30.1)	313(56.4)	63(11.4)	376(67.8)
2　開発した患者用のパンフレットを検討しお互いに意見交換する機会を与える	29(5.2)	192(34.6)	287(51.7)	45(8.1)	332(59.8)
3　専門職者としての目標について話し合い，支持・支援する	8(1.4)	140(25.2)	312(56.2)	93(16.8)	405(73.0)
4　創意工夫を認め，さらに発展させる機会を与える	8(1.4)	108(19.5)	327(58.9)	110(19.8)	437(78.7)
5　看護管理の体験をさせる	32(5.8)	160(28.8)	269(48.5)	93(16.8)	362(65.3)
6　専門分野講師として推薦する	49(8.8)	111(20.0)	210(37.8)	184(33.2)	394(71.0)
7　病棟内企画に積極的に参加してくれるように依頼する	18(3.2)	203(36.6)	258(46.5)	74(13.3)	332(59.8)
8　プリセプターに選ぶ	26(4.7)	154(27.7)	299(53.9)	71(12.8)	370(66.7)
9　病院内の会議に部署の代表として参加を求める	34(6.1)	141(25.4)	267(48.1)	108(19.5)	375(67.6)
10　通常業務を免除し病棟内特別プロジェクトの作業をするよう求める	52(9.4)	166(29.9)	242(43.6)	94(16.9)	336(60.5)
11　都道府県や全国レベルの職能活動の参加を奨励する	40(7.2)	182(32.8)	243(43.8)	90(16.2)	333(60.0)
12　手順・マニュアルを作成する時間を看護師の勤務時間中に与え，支援する	40(7.2)	220(39.6)	242(43.6)	51(9.2)	293(52.8)
13　必要な超過勤務を認める	49(8.8)	201(36.2)	214(38.6)	91(16.4)	305(55.0)
14　研修会への参加を奨励する	20(3.6)	200(36.0)	273(49.2)	62(11.2)	335(60.4)
15　勤務中の時間の使い方は自由裁量に任せる	33(5.9)	242(43.6)	234(42.2)	46(8.3)	280(50.5)
16　勤務表の希望をできるだけ尊重する	47(8.5)	214(38.6)	199(35.9)	93(16.8)	292(52.7)
17　物事を決断するときは看護師に相談する	14(2.5)	130(23.4)	333(60.0)	76(13.7)	409(73.7)
18　成果の上がった看護師を看護部長に書面で報告する	41(7.4)	171(30.8)	245(44.1)	95(17.1)	340(61.2)
19　看護師の仕事の成果を院内ニュースに載せる	47(8.5)	179(32.3)	249(44.9)	78(14.1)	327(59.0)
20　看護師の成果を掲示する	30(5.4)	227(40.9)	251(45.2)	45(8.1)	296(53.3)
21　看護師の仕事ぶりを認め周囲に伝える	20(3.6)	115(20.7)	307(55.3)	113(20.4)	420(75.7)
22　専門分野の業績で昇級を推薦する	19(3.4)	111(20.0)	270(48.6)	154(27.7)	424(76.3)
23　同僚看護師の前で看護師をほめる	27(4.9)	228(41.1)	233(42.0)	67(12.1)	300(54.1)
24　個人的に行為に対して言語で評価する	11(2.0)	100(18.0)	326(58.7)	118(21.3)	444(80.0)
25　忙しいとき看護師の業務を手伝う	54(9.7)	221(39.8)	208(37.5)	72(13.0)	280(50.5)
26　患者が看護師に感謝したことを看護部長に伝える	19(3.4)	201(36.2)	263(47.4)	70(12.6)	333(60.0)
27　患者が書いた感謝の文書を看護部長に伝える	18(3.2)	201(36.2)	264(47.6)	71(12.8)	335(60.4)
28　患者に行った優れたケア内容について看護部長に報告する	24(4.3)	189(34.1)	272(49.0)	66(11.9)	338(60.9)
29　看護師に対する患者からの感謝の文章を掲示する	11(2.0)	165(29.7)	298(53.7)	81(14.6)	379(68.3)
30　行ったケアにその場でフィードバックをする	17(3.1)	185(33.3)	290(52.3)	63(11.4)	353(63.7)
31　患者ケアや病棟管理について看護師と話し合う	9(1.6)	136(24.5)	342(61.6)	68(12.3)	410(73.9)
32　仕事の成果が上がった看護師に感想を述べる	18(3.2)	130(23.4)	334(60.2)	72(13.0)	406(73.2)

度として取り入れている場合もあり，承認とあまり思われていないと考えられた.「35. 同僚の前で看護師にお祝いの言葉を述べる」は，この行為自体が日本文化になじみのない行為であると思われた.「25. 忙しいとき看護師の業務を手伝う」は，組織の中で看護師の役割が明確に示されているため，看護師長の承認行為としては認識されていないと考えた.

③**承認行為項目採択基準の検討**：　これらの看護師長の承認行為の項目を精選し今後尺度として開発していくため，この調査結果から採択基準について検討した.「そう思う」「大変そう思う」が高い項目はそれだけ回答者の支持が高いということで，日々の職場の環境で必要とされる看護師長の承認行為として認識されたのではないかと考えた．また，尺度としての妥当な項目数を多すぎず少なすぎずになるよう考慮しなければならなかった.

まず，すべての項目の「そう思う」「大変そう思う」を合わせた割合を算出した.「そう思う」「大変そう思う」を合わせた割合が全体の 60%以上を採択基準とすると項目数が 51 項目となり尺度としては項目数が多い．また全体の 80%以上を採択基準とすると 5 項目となり尺

表 7.1 看護師長の承認行為 64 項目について看護師が認められたと感じる度合いの調査結果（$n=555$）②

項目	「全く思わない」と回答した人数(%)	「あまり思わない」と回答した人数(%)	「そう思う」と回答した人数(%)	「大変そう思う」と回答した人数(%)	「大変そう思う」と「そう思う」と回答した人数の和(%)
33 優れた成果を認め病棟外に伝える	25(4.5)	195(35.1)	268(48.3)	65(11.7)	333(60.0)
34 成果に対して個人的に言葉でフィードバックする	14(2.5)	113(20.4)	314(56.6)	114(20.5)	428(77.1)
35 同僚の前で看護師にお祝いの言葉を述べる	35(6.3)	245(44.1)	225(40.5)	49(8.8)	274(49.3)
36 プロジェクトに参加している同僚から評価の機会を与えられる	18(3.2)	253(45.6)	258(46.5)	24(4.3)	282(50.8)
37 約束したことは忘れないで守る	37(6.7)	148(26.7)	260(46.8)	108(19.5)	368(66.3)
38 看護師の意見を聞くとき腕を組んだり足を組んだりしない	42(7.6)	159(28.6)	233(42.0)	119(21.4)	352(63.4)
39 看護師の意見を聞くとき，目を合わせている，聞くという姿勢をとる	26(4.7)	92(16.6)	291(52.4)	146(26.3)	437(78.7)
40 視線があったとき微笑むあるいはうなづく	27(4.9)	131(23.6)	269(48.5)	128(23.1)	397(71.6)
41 あいさつをしたり，あいさつを看護師からされたときは必ず返す	26(4.7)	105(18.9)	256(46.1)	168(30.3)	424(76.4)
42 無視しないで，必ず返事を返す	30(5.4)	104(18.7)	251(45.2)	170(30.6)	421(75.8)
43 目があわなくても常に自分のことを気にかけている	27(4.9)	170(30.6)	249(44.9)	109(19.6)	358(64.5)
44 親身に看護師の相談にのる	23(4.1)	117(21.1)	260(46.8)	155(27.9)	415(74.7)
45 ダメなときはダメとはっきりいう	20(3.6)	116(20.9)	274(49.4)	144(25.9)	418(75.3)
46 いつもと看護師の様子が違うときに気づいて伝える	18(3.2)	139(25.0)	258(46.5)	140(25.2)	398(71.7)
47 プライバシーを守る	33(5.9)	109(19.6)	243(43.8)	170(30.6)	413(74.4)
48 えこひいきしない	34(6.1)	116(20.9)	238(42.9)	167(30.1)	405(73.0)
49 部下とよくコミュニケーションをとる	19(3.4)	113(20.4)	248(44.7)	174(31.4)	422(76.1)
50 看護師自身が当たり前だと思って行っていた行為をほめる	24(4.3)	147(26.5)	286(51.5)	97(17.5)	383(69.0)
51 看護師の誕生日を休みにする	104(18.7)	243(43.8)	137(24.7)	68(12.3)	205(37.0)
52 ケースカンファレンスでの適切なアドバイスをする	18(3.2)	139(25.0)	304(54.8)	91(16.4)	395(71.2)
53 今まで看護師ができていなかったことをできたと実感したことに評価する	13(2.3)	91(16.4)	330(59.5)	119(21.4)	449(80.9)
54 以前話したことを覚えている	21(3.8)	131(23.6)	295(53.2)	108(19.5)	403(72.7)
55 看護事故があったとき起こった原因について一緒に考える	8(1.4)	103(18.6)	301(54.2)	143(25.8)	444(80.0)
56 責任ある業務を任せる	5(0.9)	65(11.7)	339(61.1)	146(26.3)	485(87.4)
57 困ったときに助ける	17(3.1)	118(21.3)	284(51.2)	136(24.5)	420(75.7)
58 看護師と看護観を語る	25(4.5)	179(32.3)	267(48.1)	82(14.8)	349(62.9)
59 看護師の異動の際は十分意見を聞く	18(3.2)	108(19.5)	285(51.4)	143(25.8)	428(77.2)
60 業務中の様子をみてアドバイスをする	19(3.4)	139(25.0)	312(56.2)	84(15.1)	396(71.3)
61 いつでも話を聞く姿勢をとる	20(3.6)	109(19.6)	286(51.5)	139(25.0)	425(76.5)
62 看護トラブルのときすぐに対応する	11(2.0)	99(17.8)	270(48.6)	175(31.5)	445(80.1)
63 看護師の提出物にきちんと目を通す	17(3.1)	115(20.7)	297(53.5)	126(22.7)	423(76.2)
64 看護師の心身の体調に気遣う	14(2.5)	102(18.4)	277(49.9)	162(29.2)	439(79.1)

度としては項目数が少ない．全体の 70%以上とすると 32 項目で尺度としては妥当ではないかとして，32 項目になる 70%を採択基準とすることとした．そして，これらの看護師長の承認行為 32 項目を「看護師長の承認行為項目リスト」とした（表 7.2）．「看護師長の承認行為項目リスト」の 32 項目中 22 項目が，看護師長の経験あるいは日本の文化的背景を考慮した，看護師の情緒的支援を示す承認行為項目となった．

3)「看護師長の承認行為項目リスト」32 項目ごとの平均値と標準偏差と変動係数（表 7.3，図 7.1）

① **平均値について：** 平均値の最も高かった項目は「責任ある業務を任せる」で 3.128（標準偏差 0.632）であった．これは「そう思う」「大変そう思う」を合わせた支持（割合）が高かった項目でもあった．次に平均値が高かったのは「看護トラブルのときすぐに対応する」で 3.097（標準偏差 0.751）であった．「看護師の心身の体調に気遣う」は「そう思う」「大変そう思う」を合わせた支持（割合）では上位から 6 番目であったが平均値をみると上位から 3 番目に高く平均値 3.058（標準偏差 0.758）であった．また，平均値の最も低い項目は「仕事の成果

表 7.2 「看護師長の承認行為項目リスト」($n = 555$)

項目	「全く思わない」と回答した人数(%)	「あまり思わない」と回答した人数(%)	「そう思う」と回答した人数(%)	「大変そう思う」と回答した人数(%)	「大変そう思う」と「そう思う」と回答した人数の和(%)
3 専門職者としての目標について話し合い，支持・支援する	8(1.4)	140(25.2)	312(56.2)	93(16.8)	405(73.0)
4 創意工夫を認め，さらに発展させる機会を与える	8(1.4)	108(19.5)	327(58.9)	110(19.8)	437(78.7)
6 専門分野講師として推薦する	49(8.8)	111(20.0)	210(37.8)	184(33.2)	394(71.0)
17 物事を決断するときは看護師に相談する	14(2.5)	130(23.4)	333(60.0)	76(13.7)	409(73.7)
21 看護師の仕事ぶりを認め周囲に伝える	20(3.6)	115(20.7)	307(55.3)	113(20.4)	420(75.7)
22 専門分野の業績で昇級を推薦する	19(3.4)	111(20.0)	270(48.6)	154(27.7)	424(76.3)
24 個人的に行為に対して言語で評価する	11(2.0)	100(18.0)	326(58.7)	118(21.3)	444(80.0)
31 患者ケアや病棟管理について看護師と話し合う	9(1.6)	136(24.5)	342(61.6)	68(12.3)	410(73.9)
32 仕事の成果が上がった看護師に感想を述べる	18(3.2)	130(23.4)	334(60.2)	72(13.0)	406(73.2)
34 成果に対して個人的に言葉でフィードバックする	14(2.5)	113(20.4)	314(56.6)	114(20.5)	428(77.1)
39 看護師の意見を聞くとき、目を合わせている，聞くという姿勢をとる	26(4.7)	92(16.6)	291(52.4)	146(26.3)	437(78.7)
40 視線があったとき微笑むあるいはうなづく	27(4.9)	131(23.6)	269(48.5)	128(23.1)	397(71.6)
41 あいさつをしたり，あいさつを看護師からされたときは必ず返す	26(4.7)	105(18.9)	256(46.1)	168(30.3)	424(76.4)
42 無視しないで，必ず返事を返す	30(5.4)	104(18.7)	251(45.2)	170(30.6)	421(75.8)
44 親身に看護師の相談にのる	23(4.1)	117(21.1)	260(46.8)	155(27.9)	415(74.7)
45 ダメなときはダメとはっきりいう	20(3.6)	116(20.9)	274(49.4)	144(25.9)	418(75.3)
46 いつもと看護師の様子が違うときに気づいて伝える	18(3.2)	139(25.0)	258(46.5)	140(25.2)	398(71.7)
47 プライバシーを守る	33(5.9)	109(19.6)	243(43.8)	170(30.6)	413(74.4)
48 えこひいきしない	34(6.1)	116(20.9)	238(42.9)	167(30.1)	405(73.0)
49 部下とよくコミュニケーションをとる	19(3.4)	113(20.4)	248(44.7)	174(31.4)	422(76.1)
52 ケースカンファレンスでの適切なアドバイスをする	18(3.2)	139(25.0)	304(54.8)	91(16.4)	395(71.2)
53 今まで看護師ができていなかったことをできたと実感したことに評価する	13(2.3)	91(16.4)	330(59.5)	119(21.4)	449(80.9)
54 以前話したことを覚えている	21(3.8)	131(23.6)	295(53.2)	108(19.5)	403(72.7)
55 看護事故があったとき起こった原因について一緒に考える	8(1.4)	103(18.6)	301(54.2)	143(25.8)	444(80.0)
56 責任ある業務を任せる	5(0.9)	65(11.7)	339(61.1)	146(26.3)	485(87.4)
57 困ったときに助ける	17(3.1)	118(21.3)	284(51.2)	136(24.5)	420(75.7)
59 看護師の異動の際は十分意見を聞く	18(3.2)	108(19.5)	285(51.4)	143(25.8)	428(77.2)
60 業務中の様子をみてアドバイスをする	19(3.4)	139(25.0)	312(56.2)	84(15.1)	396(71.3)
61 いつでも話を聞く姿勢をとる	20(3.6)	109(19.6)	286(51.5)	139(25.0)	425(76.5)
62 看護トラブルのときすぐに対応する	11(2.0)	99(17.8)	270(48.6)	175(31.5)	445(80.1)
63 看護師の提出物にきちんと目を通す	17(3.1)	115(20.7)	297(53.5)	126(22.7)	423(76.2)
64 看護師の心身の体調に気遣う	14(2.5)	102(18.4)	277(49.9)	162(29.2)	439(79.1)

が上がった看護師に感想を述べる」であり，平均値 2.830（標準偏差 0.683）であった.

② **標準偏差について：**　標準偏差が最も大きかった項目は「専門分野の講師として推薦する」で平均値 2.955（標準偏差 0.941）であった．回答結果からみると「まったく思わない」が 49（8.8%）と他の項目と比べて高かった．標準偏差が最も小さかった項目は平均値の最も高かった項目の「責任ある業務を任せる」であった.

③ **変動係数について：**　平均値が高くなるにつれ標準偏差も大きくなるが，標準偏差を平均値で割った変動係数は無名数となるので，ばらつきの相互比較が可能となる．そのためグラフでその比較を行った．全体的にばらつきは一定を示していた.

4)「看護師長の承認行為項目リスト」32 項目間の相関係数

「看護師長の承認行為項目リスト」の 32 項目ごとに関連の度合いをピアソンの相関係数で確認した（表 7.4）.

相関係数が 0.7 以上の場合強い相関があるとされる（田栗ほか，2009）が，各項目間では，

表 7.3 「看護師長の承認行為項目リスト」の各項目平均値と標準偏差（平均値の高い順）

項目	項目略称	平均値	標準偏差	変動係数
責任のある業務を任せる	責任業務委任	3.128	.632	.202
看護トラブルのときすぐに対応する	トラブル対応	3.097	.751	.242
看護師の心身の体調に気遣う	体調気づかい	3.058	.758	.247
看護事故があったとき起こった原因について一緒に考える	事故共に考慮	3.043	.707	.232
部下とよくコミュニケーションをとる	部下コミュニケーション	3.042	.809	.265
あいさつをしたり，あいさつを看護師からされたときは必ず返す	あいさつ	3.020	.825	.273
無視しないで，必ず返事を返す	無視しない	3.011	.843	.279
専門分野の業績で昇級を推薦する	昇級推薦	3.009	.785	.260
今まで看護師ができていなかったことをできたと実感したことを評価する	できたこと評価	3.004	.689	.229
看護師の意見を聞くとき目を合わせている聞くという姿勢をとる	目を合わせる	3.004	.786	.261
看護師の異動の際は十分意見を聞く	異動時話きく	2.998	.764	.254
個人的に行為に対して言葉で評価する	言葉で評価	2.993	.688	.229
プライバシーを守る	プライバシー保護	2.991	.861	.287
親身に看護師の相談にのる	親身な相談	2.986	.810	.271
いつでも話を聞く姿勢をとる	話を聞く姿勢	2.982	.770	.258
ダメなときはダメとはっきりいう	ダメを伝える	2.978	.784	.263
創意工夫を認め，さらに発展させる機会を与える	創意工夫機会	2.975	.673	.226
困ったときに助ける	困難時支援	2.971	.762	.256
えこひいきしない	えこひいきしない	2.969	.869	.292
看護師の提出物にきちんと目を通す	提出物確認	2.959	.746	.252
専門分野の講師として推薦する	講師推薦	2.955	.941	.318
成果に対して個人的に言葉でフィードバックする	成果に言語的評価	2.951	.713	.241
いつもと看護師の様子が違うときに気づいて伝える	様子に気づく	2.937	.793	.270
看護師の仕事ぶりを認め周囲に伝える	仕事ぶり周囲伝達	2.924	.742	.253
視線があったとき，微笑むあるいはうなずく	視線に反応	2.897	.807	.278
専門職者としての目標を話し合い，支持・支援する	目標支援	2.886	.683	.236
以前話したことを覚えている	以前の会話記憶	2.883	.755	.261
物事を決断するときは看護師に相談する	決断相談	2.852	.673	.235
ケースカンファレンスでの適切なアドバイスをする	カンファレンス助言	2.848	.725	.254
患者ケアや病棟管理について看護師と話し合う	ケアや管理話し合う	2.845	.640	.224
業務中の様子をみてアドバイスをする	業務中助言	2.832	.716	.252
仕事の成果が上がった看護師に感想を述べる	成果に感想	2.830	.683	.241

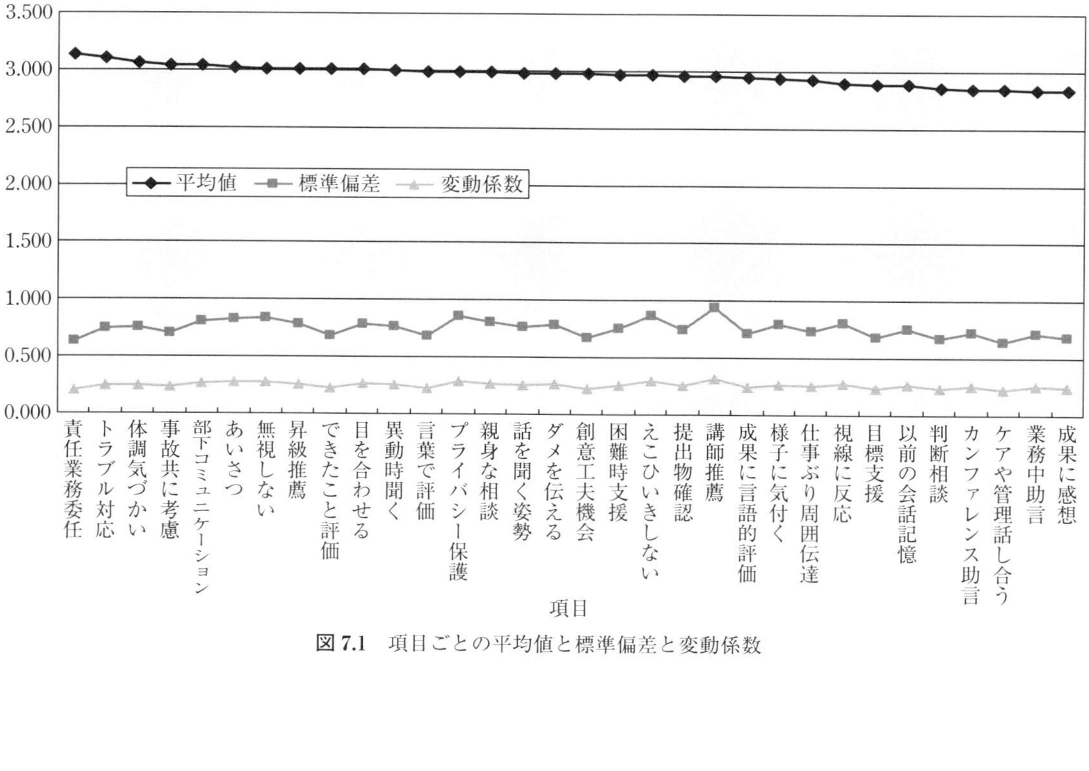

図 7.1 項目ごとの平均値と標準偏差と変動係数

表 7.4 「看護師長の承認行為リスト」32 項目の相関係数

	目標支援	創意工夫機会	講師推薦	決断相談	仕事ぶり周囲伝達	昇級推薦	言葉で評価	ケアや管理話し合う	成果に感想	成果に言語的評価	目を合わせる	視線に反応	あいさつ	無視しない	親身な相談	ダメを伝える	様子にきづく	プライバシー保護	えこひいきしない	部下コミュニケーション	カンファレンス助言	出来たこと評価	以前の会話記憶	事故共に考慮	責任業務委任	困難時支援	異動時話聞く	業務中助言	話を聞く姿勢	トラブル対応	提出物確認	体調気づかい
目標支援																																
創意工夫機会	.559																															
講師推薦	.192	.385																														
決断相談	.338	.352	.127																													
仕事ぶり周囲伝達	.301	.421	.401	.420																												
昇級推薦	.225	.379	.579	.336	.601																											
言葉で評価	.287	.379	.282	.400	.562	.449																										
ケアや管理話し合う	.436	.307	.066	.473	.253	.205	.330																									
成果に感想	.406	.403	.263	.466	.450	.406	.507	.539																								
成果に言語的評価	.380	.447	.285	.464	.498	.441	.592	.450	.647																							
目を合わせる	.314	.283	−.012	.398	.230	.132	.314	.432	.388	.416																						
視線に反応	.290	.227	.013	.431	.225	.110	.311	.420	.391	.411	.777																					
あいさつ	.235	.205	−.069	.367	.138	.042	.236	.355	.33	.352	.774	.838																				
無視しない	.231	.222	−.054	.350	.150	.055	.246	.334	.333	.334	.746	.778	.924																			
親身な相談	.337	.388	.148	.434	.358	.270	.408	.410	.459	.489	.635	.665	.651	.65																		
ダメを伝える	.348	.234	−.043	.303	.100	.015	.171	.383	.314	.260	.558	.557	.632	.621	.602																	
様子に気づく	.338	.38	.207	.396	.338	.306	.413	.429	.490	.505	.626	.649	.642	.630	.776	.596																
プライバシー保護	.299	.328	.080	.338	.225	.179	.314	.368	.397	.402	.646	.614	.666	.664	.711	.594	.744															
えこひいきしない	.250	.265	.100	.271	.240	.197	.256	.310	.341	.370	.582	.574	.608	.631	.625	.521	.665	.740														
部下コミュニケーション	.326	.342	.119	.361	.287	.236	.358	.403	.416	.449	.594	.618	.639	.652	.715	.567	.736	.719	.752													
カンファレンス助言	.343	.317	.094	.338	.301	.169	.290	.446	.399	.404	.556	.557	.581	.581	.624	.544	.595	.570	.556	.636												
出来たこと評価	.363	.416	.292	.416	.475	.417	.448	.387	.525	.566	.432	.467	.443	.440	.588	.373	.602	.503	.438	.568	.624											
以前の会話記憶	.286	.323	.117	.344	.300	.255	.364	.366	.396	.399	.549	.582	.552	.547	.608	.481	.633	.615	.567	.609	.593	.569										
事故共に考慮	.328	.254	.041	.318	.175	.081	.305	.422	.352	.355	.585	.574	.593	.605	.596	.588	.590	.605	.525	.597	.653	.494	.605									
責任業務委任	.289	.339	.271	.338	.347	.376	.442	.312	.380	.402	.304	.315	.296	.295	.408	.269	.376	.287	.266	.374	.394	.489	.413	.419								
困難時支援	.345	.317	.079	.362	.255	.173	.317	.420	.418	.416	.567	.564	.561	.562	.663	.578	.648	.652	.585	.679	.659	.521	.663	.683	.416							
異動時話聞く	.273	.294	.154	.299	.265	.254	.338	.365	.419	.431	.469	.474	.490	.477	.583	.450	.587	.593	.530	.573	.563	.516	.567	.575	.389	.645						
業務中助言	.365	.350	.147	.351	.297	.264	.387	.448	.501	.445	.502	.501	.477	.473	.614	.485	.635	.575	.527	.625	.601	.574	.570	.612	.430	.675	.626					
話を聞く姿勢	.375	.374	.124	.414	.34	.225	.403	.398	.465	.499	.603	.619	.592	.596	.689	.510	.702	.626	.620	.690	.588	.561	.612	.632	.439	.711	.667	.736				
トラブル対応	.356	.32	.073	.351	.289	.161	.337	.437	.430	.420	.580	.558	.600	.599	.646	.559	.634	.593	.577	.653	.663	.538	.571	.709	.410	.737	.582	.660	.731			
提出物確認	.378	.301	.046	.305	.216	.180	.274	.418	.376	.363	.555	.548	.574	.578	.572	.567	.587	.609	.569	.644	.609	.500	.607	.661	.401	.706	.583	.611	.638	.713		
体調気づかい	.341	.330	.097	.361	.297	.203	.340	.409	.406	.399	.582	.588	.608	.626	.651	.538	.672	.653	.611	.694	.604	.564	.615	.659	.391	.725	.633	.647	.726	.764	.764	

「あいさつをしたり，あいさつを看護師からされたときは必ず返す」と「無視しないで，必ず返事を返す」の相関が0.924と非常に高かった.

7.3 「看護師長の承認行為項目リスト」の因子分析

精選された「看護師長の承認行為項目リスト」の項目がどのような要素・概念で形成されているのかを因子分析で明らかにした.

◆ 因子分析方法

因子分析は，主成分分析（主因子法）の後，カイザーの正規化を伴うプロマックス（斜交回転）を行った．因子数は，初期の固有値が1以上であること，因子に含まれる項目を主成分分析した際に因子負荷量が0.4以上であること，各因子において項目数が3以上であることを条件とした.

◆ 因子数の決定

因子数を決定するにあたり，スクリープロットの確認を行い3から5因子と予想したが，項目数から因子数は4から5因子が妥当と考えた．それぞれの場合でのパターン行列を確認した．因子数を5にした場合，第5因子が2項目となり条件から外れた．因子数を4にした場合，各因子は5項目から13項目から構成され，各項目は因子負荷量が0.4以上となった．初期の固有値を確認し，回転前の第4因子までの累積寄与率が66.338%であったため，因子数4とすることに決定した.

◆ 因子の解釈結果（表7.5）

第1因子は13項目から構成され，項目数が多い印象があった．回転後の負荷量平方和は13.920であった．因子負荷量が0.8以上の項目は，「看護師の提出物にきちんと目を通す」「看護トラブルのときすぐに対応する」「困ったときに助ける」「業務中の様子をみてアドバイスをする」の4項目であった．13項目を眺めて因子名を決定する際に，看護師と看護師長との信頼関係が前提にあり双方向のコミュニケーションが存在すると思われた．そこでこの第1因子を〈親密な交流〉と命名した.

第2因子は9項目から構成され，回転後の負荷量平方和は12.083であった．因子負荷量が0.8以上の項目は「あいさつをしたり，あいさつを看護師からされたときは必ず返す」「無視しないで，必ず返事を返す」「視線があったとき，微笑むあるいはうなずく」の3項目であった．日本人は他者より突出しないようにと日々仕事をしているが，心のなかでは誰でも認めてほしいと思っている．看護師の場合でも同じであり，看護師長に常に自分をみていてほしい，気にかけてほしいと思っているのではないかと考えた．そこでこの第2因子を〈心地よい注目〉と命名した.

第1因子，第2因子はすべて，アイテムプールを作成した際に看護師長としての経験と日本の文化的背景を考慮した看護師の情緒的支援を示す承認行為としてあとから加えた項目であっ

表 7.5　「看護師長の承認行為項目リスト」の因子分析結果（主成分分析，カイザーの正規化を伴うプロマックス回転法）

命名	項目	成分			
		1	2	3	4
親密な交流	看護師の提出物にきちんと目を通す	.873	−.031	−.159	.109
	困ったときに助ける	.864	.019	−.068	.039
	看護トラブルのときすぐに対応する	.810	.033	−.101	.118
	業務中の様子をみてアドバイスをする	.800	−.094	.050	.118
	看護師の心身の体調に気遣う	.794	.105	−.016	−.010
	看護師の異動の際は十分意見を聞く	.776	−.032	.114	−.067
	看護事故があったとき起こった原因について一緒に考える	.768	.093	−.192	.116
	いつでも話を聞く姿勢をとる	.675	.157	.075	.031
	ケースカンファレンスでの適切なアドバイスをする	.657	.124	−.034	.096
	以前話したことを覚えている	.606	.188	.125	−.070
	部下とよくコミュニケーションをとる	.520	.402	.126	−.127
	責任のある業務を任せる	.467	−.218	.323	.150
	今まで看護師ができていなかったことをできたと実感したことを評価する	.411	.059	.407	.075
心地よい注目	あいさつをしたり，あいさつを看護師からされたときは必ず返す	.072	.926	−.157	−.012
	無視しないで，必ず返事を返す	.118	.882	−.133	−.047
	視線があったとき，微笑むあるいはうなずく	.007	.866	−.058	.075
	看護師の意見を聞くとき，目を合わせている，聞くという姿勢をとる	.056	.781	−.086	.133
	プライバシーを守る	.413	.547	.067	−.156
	えこひいきしない	.436	.513	.131	−.284
	親身に看護師の相談にのる	.339	.503	.182	−.037
	いつもと看護師の様子が違うときに気づいて伝える	.381	.471	.228	−.087
	ダメなときはダメとはっきりいう	.396	.422	−.278	.170
肯定的な業績評価	専門分野の業績で昇級を推薦する	−.066	−.083	.925	−.090
	専門分野の講師として推薦する	.111	−.305	.841	−.210
	看護師の仕事ぶりを認め周囲に伝える	−.137	.057	.782	.094
	個人的に行為に対して言葉で評価する	−.094	.136	.596	.207
	成果に対して個人的に言葉でフィードバックする	−.073	.215	.477	.351
支持的な相談・助言	患者ケアや病棟管理について看護師と話し合う	.084	.085	−.143	.772
	専門職者としての目標を話し合い，支持・支援する	.253	−.249	−.055	.751
	物事を判断するときは看護師に相談する	−.293	.386	.213	.534
	仕事の成果が上がった看護師に感想を述べる	.023	.085	.310	.518
	創意工夫を認め，さらに発展させる機会を与える	.182	−.189	.362	.402
回転後の負荷量平方和		13.92	12.083	7.132	7.519

た．日本の看護師一人ひとりが現場で不足している，または必要としていると感じた情緒的支援であり，このことはとても特徴的であった．

第3因子は5項目から構成され，項目数としてはやや少ない印象があった．回転後の負荷量平方和は7.132であった．因子負荷量が0.8以上の項目は「専門分野の業績で昇級を推薦する」「専門分野の講師として推薦する」の2項目であった．5項目ともに看護専門職としての公的な評価の具体的な行為であると思われた．そこでこの第3因子を〈肯定的な業績評価〉と命名した．

第4因子は5項目で構成され，これも項目数としてはやや少ない印象があった．回転後の負荷量平方和は7.519であった．因子負荷量が0.8以上の項目はなかったが，最も高い因子負荷量0.772の項目は「患者ケアや病棟管理について看護師と話し合う」であった．看護師長が看護師と関係性を築き専門性を評価し尊重したうえで，看護師と看護師長との意見交換の場面を感じる項目が多かった．そこでこの第4因子を〈支持的な相談・助言〉と命名した．

第3因子，第4因子はすべて既存の尺度から抽出した項目であり，看護師長が看護師に対し

表 7.6 各因子の成分相関行列

成分	第 1 因子 親密な交流	第 2 因子 心地よい注目	第 3 因子 肯定的な業績評価	第 4 因子 支持的な相談・助言
第 1 因子 親密な交流	1	.714	.446	.500
第 2 因子 心地よい注目	.714	1	.345	.469
第 3 因子 肯定的な業績評価	.446	.345	1	.490
第 4 因子 支持的な相談・助言	.500	.469	.490	1

表 7.7 「看護師長の承認行為項目リスト」の信頼性係数

Cronbach の α	項目の数
0.962	32

表 7.8 「看護師長の承認行為項目リスト」4 因子の信頼性係数

信頼性統計量			
因子名	Cronbach の α	標準化された項目に基づいた Cronbach の α	項目の数
第 1 因子 親密な交流	.951	.951	13
第 2 因子 心地よい注目	.947	.947	9
第 3 因子 肯定的な業績評価	.806	.815	5
第 4 因子 支持的な相談・助言	.790	.791	5

て日々行っている手段的な支援行為であると感じた．

各因子間の相関行列を確認し，0.345 ～ 0.714 と各因子は互いに関連があることがわかった．〈第 1 因子：親密な交流〉と〈第 2 因子：心地よい注目〉の関連は最も高く，相関係数が 0.714 であった．また〈第 2 因子：心地よい注目〉と〈第 3 因子：肯定的な業績評価〉の関連は，相関係数が 0.345 であった（表 7.6）．

◆ 「看護師長の承認行為項目リスト」の信頼性係数

「看護師長の承認行為項目リスト」の信頼性係数（クロンバック α）は 0.96 であった（表 7.7）．各因子の信頼性係数（クロンバック α）をみると，〈第 1 因子：親密な交流〉は 0.95，〈第 2 因子：心地よい注目〉は 0.95，〈第 3 因子：肯定的な業績評価〉は 0.81，〈第 4 因子：支持的な相談・助言〉は 0.79 であり，それぞれについても信頼性は確保された（表 7.8）．

7.4 今後の課題

今回，日本の看護師が上司から受ける承認行為項目を精選し，「看護師長の承認行為項目リスト」32 項目を作成することができた．今後は，この「看護師長の承認行為項目リスト」と看護師の職務満足度，看護師の自尊感情，看護師の自律性との関連などとの併存妥当性を検証することが必要である．また，「看護師長の承認行為項目リスト」の承認行為を実施することにより現場で勤務する看護師にどのような効果・影響があるのか，さらに研究・検証を重ねていかなければならない．

文　献

Blegen, M. A., Goode, C. J., Maas, M. L. *et al.*（1992）Recognizing staff nurse job performance and achievement. *Research in Nursing Health*, **15**, 57–66.
太田　肇（2007）承認欲求．東洋経済新報社．
太田　肇（2009）認められる力—会社で成功する理論と実践．朝日新書．
尾崎フサ子（2003）看護職員の職務満足に与える看護師長の承認行為の影響．新潟医学会雑誌，**117**（3），155–163.
田栗正章・柳井晴夫 他（2007）やさしい統計入門．講談社．
武井麻子（2001）感情と看護．医学書院．
柳井晴夫 他（2007）SPSSによる統計データ解析．現代数学社．

━━━ 編者講評 ━━━

井部▶　看護師の職場は，上司から部下への肯定的なフィードバックが少ないと感じていた筆者が取り組んだ興味深い研究である．人は誰も認められたいという「承認欲求」があり，この欲求が満たされる職場では，看護師が辞めないのではないかという思いを筆者は強くもっていた．

そこで部下である看護師たちはどのような行為を承認されたと思うのかを追究した．先行研究で開発されていた承認尺度は米国の文化的背景が強くそのまま使えないと判断した筆者は，まずアイテムプールを作成し，看護師たちに尋ねた．70％以上が承認行為として支持した32項目を「看護師長の承認行為項目リスト」尺度とした．各項目の平均値，標準偏差，変動係数，項目間相関を調べ，因子分析を行い，信頼係数を算出した．第1因子は，〈親密な交流〉，第2因子は〈心地よい注目〉，第3因子は〈肯定的な業績評価〉，第4因子は〈支持的な相談・助言〉と命名した．第1因子と第2因子に含まれた項目は情緒的支援に関連しており，筆者が追加した項目であった．第3因子と第4因子は手段的支援に関連しており，既存の尺度から抽出した項目であったことは注目点である．

今後，看護師長の承認がもたらす効果を検証するとともに，看護管理者がどのような行為が部下を認めることになるのかを示すガイドラインになることを期待する．

柳井▶　看護師の上司である看護師長が，同じ職場で働く看護師の仕事ぶりを認める「承認行為」とは何かについて分析した興味ある研究である．表7.1，表7.2は基礎データ，表7.4の相関係数も基本データとして有用であり，表7.3はそれらの平均値，標準偏差，変動係数を示したものである．変動係数は，標準偏差を平均値で割った値で，通常は，原点のある比尺度の数値が使われる．しかし，表7.3の「専門分野の講師として推薦する」の変動係数は0.318と最も大きく，「責任のある業務を任せる」の変動係数は0.202と最も小さくなっており，本章で示されたように変動係数を計算することの有効性が示唆される．

なお，表7.6によって得られた4つの因子のうちの第1因子〈親密な交流〉と第2因子〈心地よい注目〉の因子間相関係数は0.714とかなり高いが，2つの因子に分かれたことは興味深い．今後，他の病院から得られたデータにおいても，この2つの因子が確認されることを検証する，交互妥当化（cross validation）の研究の必要があろう．

8. 保健師の職業的アイデンティティを測る

本章では，「『行政保健師の職業的アイデンティティ尺度』の開発と関連要因の検討．日本公衆衛生雑誌　Vol.57（1）．2010．pp.27−38．（根岸薫・麻原きよみ・柳井晴夫）」をもとに，その実際について述べる．

8.1 保健師のアイデンティティについて

保健師は，施策能力や目にみえる保健活動の評価の結果が求められる一方で，上司や他の職員から保健活動の意義や成果を認められていない，また，保健師自身も活動の評価を実感できず意欲をそがれているという現状が報告されている（厚生労働省，2005）．さらに，訪問看護師やケアマネジャーなど地域を基盤として活動する看護職が増えるなどの保健師を取り巻く状況から，保健師は，自身の職業の専門性を明確に認識することができず，職業的アイデンティティに揺らぎが生じているのではないかと考えられる．

看護職の職業的アイデンティティについては，様々な視点から研究されているが，保健師のみを対象とした職業的アイデンティティに関する研究はみられない．職業的アイデンティティの確立が質の高い業務の遂行につながる（グレッグ，2002）とされることから，保健師独自の職業的アイデンティティを測定することができれば，それに関連する要因を明らかにできる．それにより，職業的アイデンティティを高める職場環境や現任教育改善の示唆を得ることができ，そのことが住民への質の高いサービスにつながると考える．また，尺度開発により，これまで主観的になりがちだった保健師の職業的アイデンティティについて客観的・数量的な研究を可能にすることができると考える．

このセクションでは，「市町村や都道府県など自治体で働く保健師（以下，行政保健師）の職業的アイデンティティ尺度（Professional Identity Scale for Public Health Nurses；以下PISP）の開発」における因子分析を中心に，関連要因との分析も含めて述べる．

8.2 因子分析の目的

この研究の目的は，行政保健師の職業的アイデンティティを測定できる尺度の開発である．職業的アイデンティティに関する質問項目間の関連をいくつかの潜在的な要因で説明できるようにすること，つまり，尺度の内容をより詳細に分析することを目的として因子分析を行った．

8.3 項目作成の手順

◆ 概念枠組み

文献研究から保健師の職業的アイデンティティと関連要因に関する概念枠組みを作成した（図 8.1）．また，佐々木と針生（2006）と波多野と小野寺（1993）の看護職の職業的アイデンティティ尺度をもとに作成したインタビューガイドに基づき，職業的アイデンティティと関連要因について 6 名の行政保健師へ半構成的インタビューを実施した．面接は，研究協力者の了承を得てメモと IC レコーダーに記録した．

データの分析手順は以下の通りである．

はじめに，IC レコーダーに録音された面接内容を文章化し，逐語録を作成した．次に 1 事例ごとにインタビュー調査の逐語録を確認し，保健師の職業的アイデンティティに関連していると考えられる部分や頻繁に現れる言葉や現象などを文脈に沿って抽出しコード化した．コード化し，サブカテゴリーとしてまとめた後，内容によって類似，適合すると思われるものをカテゴリー，さらにコアカテゴリーとしてまとめ，抽象度を上げながらラベリングをした．以上の分析を通して保健師の職業的アイデンティティと保健師の職業的アイデンティティに影響すると考えられる要因について概念化し，明らかにした．

データを質的に分析した後，保健師のインタビューで特徴的にみられた構成概念と要因を加えた．

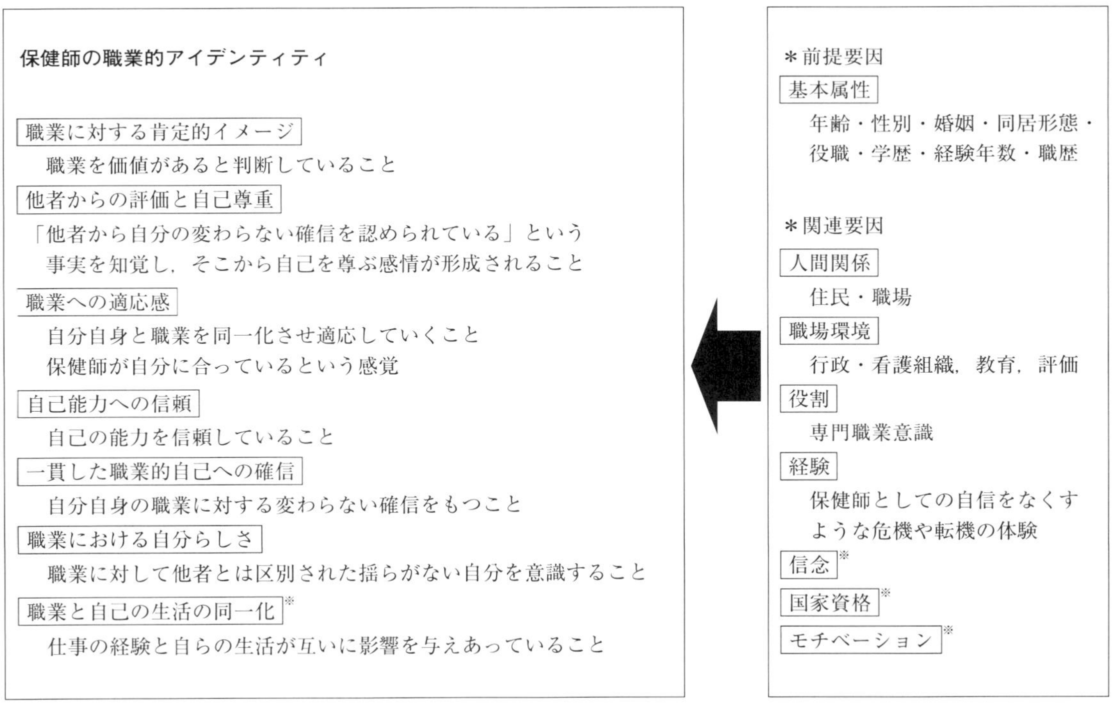

保健師の職業的アイデンティティ
職業に対する肯定的イメージ
職業を価値があると判断していること
他者からの評価と自己尊重
「他者から自分の変わらない確信を認められている」という事実を知覚し，そこから自己を尊ぶ感情が形成されること
職業への適応感
自分自身と職業を同一化させ適応していくこと
保健師が自分に合っているという感覚
自己能力への信頼
自己の能力を信頼していること
一貫した職業的自己への確信
自分自身の職業に対する変わらない確信をもつこと
職業における自分らしさ
職業に対して他者とは区別された揺らがない自分を意識すること
職業と自己の生活の同一化※
仕事の経験と自らの生活が互いに影響を与えあっていること
＊前提要因
基本属性
年齢・性別・婚姻・同居形態・役職・学歴・経験年数・職歴
＊関連要因
人間関係
住民・職場
職場環境
行政・看護組織，教育，評価
役割
専門職業意識
経験
保健師としての自信をなくすような危機や転機の体験
信念※
国家資格※
モチベーション※

※はインタビュー結果分析に追加

図 8.1　概念枠組み「保健師の職業的アイデンティティと関連要因」

◆ **PISPの作成**

インタビューの内容を行政保健師の職業的アイデンティティ尺度の構成概念ごとに分析し，検討を繰り返し，約500のアイテムプールから57項目の質問項目を作成した．

一般に心理社会学尺度では，回答に偏りが生じないよう肯定文だけでなく否定文の項目を入れた方がよいといわれている．本尺度では，否定文とした方が自然である場合は否定文の項目とした．PISPは，「あてはまらない」1から「あてはまる」5までの5段階評定とし，得点が高いほど，行政保健師の職業的アイデンティティが高くなるように配点した．否定文の項目の得点は，その逆となるように換算して合計得点を算出するようにした．

データ分析は，研究者1人で行うため，集中力と根気強さが求められる地道な作業である．抽出したコードに番号をふり，効率よくカテゴリー化を行えるよう工夫した．筆者の場合，6名の保健師へのインタビューを通して，保健師としての思いや考えを聞くことができ，自身も保健師としてのアイデンティティが高まり，研究に対する意欲，結果に対する興味がわき，前向きに取り組むことができた．

8.4 予 備 調 査

質問項目の内容妥当性を検討するために，地域看護学の教員および修士・博士課程の学生11名に，質問項目と行政保健師の職業的アイデンティティの概念および各構成概念が合致するか否かをたずねた．回答者の50%以上が「合致していない」とした項目については削除の検討をした．また，3名以上「合致していない」とした項目や複数の因子にまたがっている項目，表現が曖昧な項目については，修正または削除の対象とした．60%以上「合致している」とされた30項目についてはそのまま活かし，最終的に52項目を暫定的なPISPの項目とした．

表面妥当性については，行政保健師数名に，所要時間，答えやすさ，理解しやすさ，負担感の検討を依頼し，修正後，本調査を実施した．

8.5 調 査 対 象

対象は関東地域の自治体で働く行政保健師とした．

因子分析に必要な標本数は，項目の5～10倍程度が目安とされている（松尾・中村，2002）．行政保健師の職業的アイデンティティ尺度は52項目であるため，300程度の回答が必要である．行政保健師を対象とした先行文献を参考に回収率を40.0%と想定し，対象者数が700名を超えるまで協力依頼をした．

対象者は，43の自治体に所属する986名の行政保健師で，739名（回答者764名，有効回答率96.7%）を分析対象とした（表8.1）．

今回，764名（回収率77.5%）から回答が得られたが，これは想定していた約2倍の回収率であった．研究協力依頼は，関東地域の都県，市町村，特別区，政令市を無作為に並べたリストを作成し，上から順に自治体の保健師の責任者に電話にて行った．その際，本研究の意義や

表 8.1　対象者の背景

項目	内訳	人数（人）	（%）
年齢	20 ～ 29 歳	133	18%
	30 ～ 39 歳	240	32%
	40 ～ 49 歳	222	30%
	50 ～ 59 歳	139	19%
	60 歳～	5	1%
性別	女性	730	99%
	男性	9	1%
婚姻の有無	有り	529	72%
	無し	210	28%
同居形態	単身	105	14%
	同居者有り	634	86%
同居者	夫	497	78%
	妻	6	1%
	両親	189	30%
	子供	379	60%
	兄弟	41	6%
	友人	0	0%
	その他	37	6%
役職の有無	スタッフ	533	72%
	係長以上	206	28%
一般教育	高等学校	682	92%
	短期大学	14	2%
	大学	39	5%
	大学院	2	0.30%
	その他	2	0.30%
看護基礎教育	専修・専門学校	379	51%
	短期大学	165	22%
	大学	181	24%
	大学院	14	2%
保健師としての経験年数	5 年未満	142	19%
	5 ～ 10 年未満	123	17%
	10 ～ 15 年未満	110	15%
	15 ～ 20 年未満	98	13%
	20 ～ 25 年未満	118	16%
	25 ～ 30 年未満	68	9%
	30 年～	80	11%
看護師としての臨床経験	有り	335	45%
経験年数	5 年未満	249	74%
	5 ～ 10 年未満	81	24%
	10 ～ 15 年未満	5	1%
看護職以外での職業経験	有り	79	11%
経験年数	5 年未満	60	76%
	5 ～ 10 年未満	12	15%
	10 ～ 15 年未満	4	5%
	15 ～ 20 年未満	2	3%
	20 年～	1	1%

目的を説明し，研究への協力を求めたことや，調査手順の説明を丁寧に行い，研究結果をフィードバックすることを約束したことが回収率の高さにつながったと考えられる．協力を得られない自治体が数ヵ所あったように通常業務を行いながらの研究協力は協力者にとって大変負担となる可能性がある．責任者や担当者が回収しやすいよう，事前に把握した部署数の回収袋を用意し，宛先を記入した返送用の袋を同封するなど，できるだけ協力者に手間がかからないよう工夫した．研究をすることで，どのような結果が得られ，どのように活用できるのかということを，口頭で説明し，研究者の思いを伝えることが大切である．

8.6 PISPの開発

項目を精選するために，項目分析と因子分析を行った．

◆ 項目分析

PISP合計得点の平均値は177.56（SD±28.26），得点の範囲は61～247，各項目の平均値は2.77～4.10の範囲にあった（表8.2）．PISPの平均値は最小値と最大値の中央付近に位置しており，ほぼ正規分布に近い分布を描いていた．

PISPの全52項目の回答で「あてはまらない」が選択された割合が20%以上である2項目（No.33, 37）を除外した．

除外せずに残したPISPの50項目において，項目間相関を算出し，ピアソンの相関係数が0.700以上であった項目4項目（No.11, 19, 36, 49）を除外した．

さらに残るPISPの46項目において，得点の高い上位群（185人，25.0%），下位群（175人，23.0%）を抽出し，G-P分析を行った結果，2群間に有意差を認め，全項目がPISPの合計得点と適切に対応している項目であると判断した．

最後にこのPISPの46項目において，I-T相関を算出した結果，整合性を考えると不良項目とみなされる0.300未満であった1項目（No.32，$r=0.269$）を削除した．

◆ 探索的因子分析

項目分析で不適当とされた項目を除いた全45項目について，因子数を規定せず，主因子法にて因子分析を行った．その結果，抽出されたのは8因子であった．45項目のスクリープロットは第2因子を境に傾きが平坦になっていた（図8.2）．しかし，因子数を決定する基準とされる固有値は第8因子まで1以上であり，第8因子までの累積寄与率は52.0%であった．そのため，初期解におけるスクリープロットと固有値を基準にして因子数を8と判断し，因子数8から因子分析を行い，因子の解釈が可能な因子数を検討した．

ピアソンの相関係数において，全項目間に0.071～0.745の範囲で正の相関が認められたため，プロマックス回転を行った．

因子数を8，続いて7に設定し再分析した結果，いずれも因子間の相関が低かった．続いて，因子数を6に設定した結果，因子間の相関は0.31以上であった．しかし，第6因子が2項目（No.1, 46）のみであり，因子を説明するための項目数が足りないと判断し，この2項目を削除した．次に，43項目について因子数を5に設定し因子分析を行った．因子負荷量が0.35未満の1項目（No.24）と尺度全体の共通性が0.3未満の5項目（No.2, 3, 16, 30, 40）を削除し，37項目にて因子数を5因子に設定し，因子分析を行った．結果，尺度全体の共通性は0.310～0.652，因子負荷量0.40以上の項目は33項目となり，それぞれの項目の所属も明確で解釈も可能になったため，37項目5因子で以後の妥当性および信頼性の検討を行うことにした．各因子ごとに含まれる項目について主成分分析を行い，得られた成分負荷量，および寄与率を示した（表8.3）．5つの因子に含まれている主成分分析の寄与率の範囲は，47.7%～63.0%と高い値が得られた．

表 8.2　行政保健師の職業的アイデンティティ尺度の記述統計量（$n=739$）

項目番号	項目	平均値	標準偏差	最小値	最大値
1	身近にモデルとなる素敵な保健師がいた(1)	3.69	1.29	1	5
2	私は住民から感謝されることは，保健師として誇らしいと思う(2)	3.99	0.89	1	5
3	私は日頃，勉強会や専門書などで学んでいる(3)	3.55	1.00	1	5
4	私は住民を理解することができると感じるときがある(4)	3.45	0.88	1	5
5	私は保健師のあり方について自分なりの考えをもっている(5)	3.80	0.90	1	5
6	私は保健師として培ってきた能力が今の仕事に生きている(6)	3.63	0.99	1	5
7	保健師の仕事は人生そのものであると感じる(7)	2.95	1.22	1	5
8	私は専門職業意識をもっている(3)	3.86	0.88	1	5
9	保健師には独自の能力がある(1)	3.59	1.01	1	5
10	上司からのよい評価は，保健師として誇らしいと思う(2)	3.54	1.00	1	5
11	私は保健師の仕事が自分に合っていると感じる(3)	3.32	1.08	1	5
12	私は地域の健康課題を解決することができると感じるときがある(4)	2.95	1.01	1	5
13	私は保健師活動をよくするための将来像をもっている(5)	2.93	0.99	1	5
14	私は必要とされるとき，保健師の知識を生かせる(6)	3.57	0.84	1	5
15	保健師の仕事は自らの生活や生き方に影響を与えると思う(7)	4.10	0.83	1	5
16	私は仕事をしていく上で共感できる仲間が職場にいる(3)	4.04	0.90	1	5
17	保健師にしかできない仕事がある(1)	3.75	1.04	1	5
18	私は保健師以外の職種から頼りにされると嬉しいと感じる(2)	3.92	0.85	1	5
19	私は保健師という職業に満足している(3)	3.41	1.04	1	5
20	私は住民の役に立つことができる(4)	3.49	0.86	1	5
21	私はすべての職業的経験が保健師としての成長につながっていると思う(5)	4.04	0.85	1	5
22	私は必要とされるとき，保健師の技術が発揮できる(6)	3.55	0.88	1	5
23	私は住民の生活や人生に自らのそれを照らし合わせ共感することがある(7)	3.86	0.78	1	5
24	私は保健師以外の職種と協働して仕事をするとき保健師であると感じる(3)	3.77	0.86	1	5
25	保健師は今行政の中で求められている(1)	3.78	0.97	1	5
26	皆が関心をもつ健康に携わる保健師の仕事は自分にとって誇らしいと思う(2)	3.87	0.88	1	5
27	私は住民や関係機関の橋渡しとなっていると感じる(3)	3.58	0.90	1	5
28	私は職場からよい評価をされていると感じる(4)	3.05	0.83	1	5
29	私は常に保健師としての自覚をもっている(5)	3.48	0.93	1	5
30	私は保健師として自分らしさを発揮できていない(逆)(6)	3.23	0.98	1	5
31	対象者の人生に寄り添う保健師の仕事は自分の生活や人生に直結している(7)	3.44	0.99	1	5
32	私は仕事上の人間関係に満足している(3)	3.52	1.04	1	5
33	世間一般に保健師の役割を知っている人は少ない(逆)(1)	1.90	0.88	1	5
34	私は，同僚保健師から仕事のことで相談されると誇らしいと思う(2)	3.50	0.87	1	5
35	私はもっと保健師として役立つ勉強がしたい(3)	3.97	0.83	1	5
36	私は住民から頼りにされている(4)	3.02	0.82	1	5
37	私はこの仕事以外での生き方は考えられない(5)	2.12	1.07	1	5
38	私は自らの生活体験が保健師の仕事に生きていると感じる(7)	3.75	0.95	1	5
39	私はもっと保健師としての技術を磨きたい(3)	4.03	0.84	1	5
40	保健師は社会から評価されている(1)	2.83	0.94	1	5
41	私は，保健師の仕事が保健師以外の職種から理解されると嬉しく感じる(2)	4.06	0.77	1	5
42	私は保健師としての理想をもっている(3)	3.58	0.92	1	5
43	私は保健師として仕事をすることに自信がある(4)	3.02	0.96	1	5
44	私は定年後も保健師の仕事を生かして地域に貢献していきたい(5)	2.77	1.17	1	5
45	私は住民と一体感を感じることがある(7)	2.88	1.00	1	5
46	尊敬できる保健師がいる(3)	3.79	1.16	1	5
47	私は住民とともに考え，解決策を見いだせるとき嬉しい(4)	4.05	0.77	1	5
48	私は保健師の仕事に誇りをもっている(5)	3.67	0.90	1	5
49	私は保健師の仕事が楽しい(3)	3.47	1.01	1	5
50	私は住民に必要とされていると感じる(4)	3.12	0.89	1	5
51	私は対住民の仕事が保健師としての成長につながっていると感じる(5)	4.08	0.78	1	5
52	私は保健師という仕事に生き甲斐を感じている(3)	3.25	1.05	1	5

※ 項目の末尾の括弧内の数字は，尺度作成時の構成概念の下位概念（1）職業に対する肯定的イメージ，（2）他者からの評価と自己尊重，（3）職業への適応感，（4）自己能力への信頼，（5）一貫した職業的自己への確信，（6）職業における自分らしさ，（7）職業と自己の生活の同一化，を示している．

※ 項目の末尾の（逆）は，逆転項目を示している．

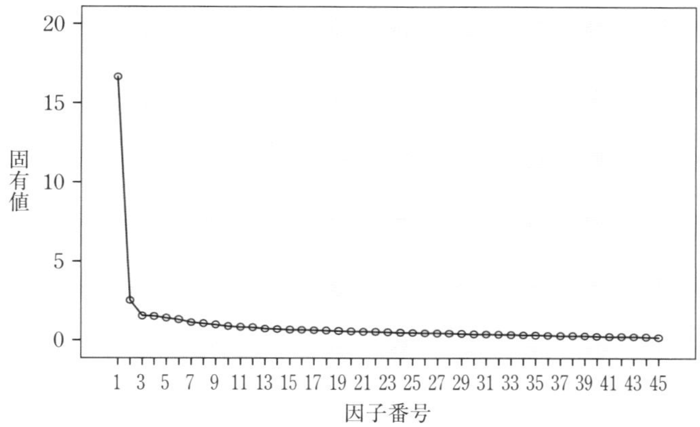

図 8.2　因子のスクリープロット

◆ PISP の構成因子の命名

第 1 因子は 12 項目で，尺度作成時の構成概念（図 8.1 参照）の下位尺度〈職業における自分らしさ〉からの 3 項目，〈自己能力への信頼〉からの 6 項目，〈一貫した職業的自己への確信〉からの 2 項目，〈職業への適応感〉からの 1 項目で構成された．〈職業における自分らしさ〉からの項目は，「私は必要とされるとき，保健師の知識を生かせる」「私は保健師として培ってきた能力が今の仕事に生きている」「私は必要とされるとき，保健師の技術が発揮できる」であり，〈自己能力への信頼〉からの項目は「私は住民を理解することができると感じるときがある」「私は地域の健康課題を解決することができると感じるときがある」「私は住民の役に立つことができる」「私は職場からよい評価をされていると感じる」「私は保健師として仕事をすることに自信がある」「私は住民に必要とされていると感じる」であった．〈一貫した職業的自己への確信〉からの項目は，「私は保健師のあり方について自分なりの考えをもっている」「私は保健師活動をよくするための将来像をもっている」であった．これらから，保健師の常に自己の能力を信じ自分の職業を意識しながら自信をもって仕事をしていることを表した内容と解釈し，《保健師としての自信：以下，自信尺度》と命名した．

第 2 因子は 7 項目で，尺度作成時の構成概念の下位尺度〈職業と自己の生活の同一化〉からの 4 項目，〈一貫した職業的自己への確信〉からの 2 項目，〈自己能力への信頼〉からの 1 項目で構成された．〈職業と自己の生活の同一化〉からの項目は「私は自らの生活体験が保健師の仕事に生きていると感じる」「対象者の人生に寄り添う保健師の仕事は，自分の生活や人生に直結している」「私は自らの生活や人生に住民を照らし合わせ共感することがある」「保健師の仕事は自らの生活や生き方に影響を与えると思う」であった．〈一貫した職業的自己への確信〉からは「私は対住民の仕事が保健師としての成長につながっていると感じる」「私はすべての職業的経験が保健師としての成長につながっていると思う」であり，この 2 つの項目はすべての職業的経験が保健師としての成長につながると解釈された．これらは，保健師の自らの生活と仕事での経験を同一化させることで，自らの実体験を仕事に生かすだけでなく，様々な境遇の家族とともに問題解決する経験を重ね，自らの知識や技術を増やしたり高めたりしていることを表した内容と解釈できたため，尺度作成時の構成概念と同じ《職業と自己の生活の同一

表 8.3　37 項目行政保健師の職業的アイデンティティ尺度の 5 因子による因子分析（プロマックス回転）と主成分分析（$n=739$）

因子〈下位概念〉Cronbachの α 係数 項目番号と項目	第 1 因子	第 2 因子	第 3 因子	第 4 因子	第 5 因子	共通性	主成分分析（寄与率）
第 1 因子〈保健師としての自信〉α = 0.93							
14　知識が生かせる (6)	0.856	0.045	0.098	0.017	−0.241	0.652	0.792
6　能力が生きている (6)	0.785	0.086	−0.054	−0.075	−0.072	0.505	0.713
22　技術が発揮できる (6)	0.780	0.097	0.107	0.008	−0.155	0.652	0.801
4　住民を理解できる (4)	0.652	0.143	−0.090	−0.097	0.068	0.448	0.689
5　自分の考えをもつ (5)	0.638	0.008	−0.276	0.444	−0.086	0.583	0.678
43　仕事に自信をもつ (4)	0.625	−0.043	−0.067	0.075	0.251	0.638	0.803
20　住民の役に立つ (4)	0.615	0.000	0.202	−0.057	0.108	0.630	0.815
12　健康問題を解決する (4)	0.610	−0.111	0.010	−0.127	0.373	0.619	0.776
28　職場から評価をうける (4)	0.517	−0.043	0.219	−0.154	0.107	0.406	0.654
27　橋渡しとなる (3)	0.516	0.048	0.214	−0.038	0.059	0.504	0.724
13　将来像をもつ (5)	0.442	−0.088	−0.055	0.140	0.352	0.548	0.735
50　住民に必要とされる (4)	0.407	0.082	0.093	−0.065	0.367	0.597	0.763
							(55.8)
第 2 因子〈職業と自己の生活の同一化〉α = 0.82							
38　生活体験が仕事に生きる (7)	0.188	0.594	−0.139	0.062	0.049	0.474	0.728
31　生活や人生に直結する (7)	−0.131	0.509	−0.011	−0.011	0.352	0.429	0.688
23　住民に共感する (7)	0.235	0.507	0.083	−0.086	0.012	0.441	0.704
51　成長につながる (5)	0.062	0.421	0.083	0.294	−0.099	0.445	0.714
15　仕事が生き方に影響する (7)	0.055	0.417	0.051	0.112	0.062	0.346	0.694
21　経験が成長につながる (5)	0.129	0.397	0.069	0.179	−0.026	0.394	0.696
47　住民とともに考える (4)	0.083	0.367	0.041	0.129	0.050	0.310	0.604
							(47.7)
第 3 因子〈他者からの評価と自己尊重〉α = 0.80							
18　他職種から頼られる (2)	0.052	0.108	0.703	−0.127	0.024	0.551	0.783
10　上司の評価は誇らしい (2)	−0.011	0.001	0.601	0.039	0.106	0.465	0.742
41　他職種から理解される (2)	−0.076	0.269	0.514	0.157	−0.120	0.488	0.742
17　保健師にしかできない (1)	0.057	−0.165	0.508	0.288	−0.024	0.427	0.664
34　同僚の相談は誇らしい (2)	0.139	0.190	0.439	−0.038	−0.022	0.389	0.710
25　行政から求められている (1)	0.070	−0.005	0.369	0.266	−0.003	0.372	0.651
							(51.4)
第 4 因子〈職業への適応と確信〉α = 0.88							
39　技術を磨きたい (3)	−0.338	0.285	0.059	0.654	0.016	0.522	0.665
42　理想をもっている (3)	0.136	0.046	−0.111	0.583	0.228	0.615	0.786
35　役立つ勉強がしたい (3)	−0.299	0.218	0.104	0.560	0.033	0.407	0.625
8　専門職業意識をもつ (3)	0.367	−0.060	0.039	0.531	−0.062	0.573	0.759
9　独自の能力をもつ (1)	0.120	−0.272	0.408	0.431	0.055	0.537	0.699
48　仕事に誇りをもつ (5)	0.212	0.183	0.039	0.404	0.182	0.691	0.831
26　皆が関心をもつ (2)	−0.018	0.118	0.352	0.402	0.076	0.613	0.783
29　自覚をもつ (5)	0.323	0.051	−0.006	0.380	0.103	0.524	0.749
							(54.8)
第 5 因子〈職業と人生の一体化〉α = 0.80							
44　定年後も貢献したい (5)	−0.018	0.067	−0.031				0.792
52　仕事に生きがいを感じる (3)	0.128	0.125	0.072				0.856
7　仕事は人生である (7)	0.071	0.029	0.083				0.769
45　住民と一体感を感じる (7)	0.333	0.142	−0.029				0.755
							(63.0)
因子寄与	11.984	7.769	9.430	9.567	9.279		
因子間相関　第 1 因子	1						
第 2 因子	0.469	1					
第 3 因子	0.593	0.550	1				
第 4 因子	0.580	0.516	0.581	1			
第 5 因子	0.656	0.467	0.538	0.527	1		

全体 Cronbach の α 係数 = 0.96

※項目の末尾の括弧内の数字は，尺度作成時の構成概念の下位概念（表 8.2 ※ 参照）を示している．

化：以下，同一化尺度》と命名した．

第 3 因子は 6 項目で，尺度作成時の構成概念の下位尺度〈他者からの評価と自己尊重〉からの 4 項目，〈職業に対する肯定的イメージ〉からの 2 項目で構成された．〈他者からの評価と自己尊重〉からの項目は，「私は，保健師以外の職種から頼りにされると嬉しいと感じる」「上司からのよい評価は，保健師として誇らしいと思う」「私は，保健師の仕事が保健師以外の職種から理解されると嬉しく感じる」「私は，同僚保健師から仕事のことで相談されると誇らしいと思う」であり，〈職業に対する肯定的イメージ〉からの項目は，「保健師にしかできない仕事がある」「保健師は今行政の中で求められている」であった．これらから，保健師の他者から頼りにされたり，相談されることが職業を通じた自己尊重につながり，他者から評価される経験を積むにつれて職業へのイメージも高まっていくことを表した内容と解釈でき，《他者からの評価と自己尊重：以下，自己尊重尺度》と命名した．

第 4 因子は 8 項目で，尺度作成時の構成概念の下位尺度〈職業への適応感〉からの 4 項目，〈一貫した職業的自己への確信〉からの 2 項目，〈職業に対する肯定的イメージ〉，〈他者からの評価と自己尊重〉からのそれぞれ 1 項目で構成された．〈職業への適応感〉からの項目は，「私はもっと保健師としての技術を磨きたい」「私は保健師としての理想をもっている」「私はもっと保健師として役立つ勉強がしたい」「私は専門職業意識をもっている」であり，保健師という職業に対して自分を適応させていこうという意識を示していた．〈一貫した職業的自己への確信〉からの項目は，「私は保健師の仕事に誇りをもっている」「私は常に保健師としての自覚をもっている」であり，職業に対する揺らがない確信であると解釈できた．これらから，《職業への適応と確信：以下，適応度尺度》と命名した．

第 5 因子は 4 項目で，尺度作成時の構成概念の下位尺度〈職業と自己の生活の同一化〉からの 2 項目，〈一貫した職業的自己への確信〉，〈職業への適応感〉からのそれぞれ 1 項目で構成された．〈職業と自己の生活の同一化〉からの項目は，「保健師の仕事は人生そのものであると感じる」「私は住民と一体感を感じることがある」であり，〈一貫した職業的自己への確信〉からの項目は「私は定年後も保健師の仕事を生かして地域に貢献していきたい」，〈職業への適応感〉からの項目は「私は保健師という仕事に生き甲斐を感じている」であった．これらから，保健師の地域をフィールドとした仕事は生きがいであり人生であることを表した内容と解釈でき《職業と人生の一体化：以下，一体化尺度》と命名した．

構成因子の命名については，因子を構成する各項目の意味を考えながら検討を重ねた．ここでは，6 名の行政保健師へ半構成的インタビューを実施し，時間をかけてデータを質的に分析したことが，大変役に立った．また，偏った判断にならないよう，地域看護学の専門家である共同研究者と吟味を重ね，決定した．

◆ PISP の得点について

PISP は 37 項目から構成され，理論的に取り得る合計得点の範囲は 37 ～ 185 点であるが，実際には 41 ～ 184 点の範囲にあり，平均値が 131.92 点（SD ± 21.55）であった．平均値付近を中心に一峰性の分布をしていた（図 8.3）．因子ごとの得点の範囲と平均値では，《自信尺度》が 12 ～ 60 点の範囲で平均値が 40.15（SD = 8.15），《同一化尺度》が 8 ～ 35 点の範囲で平均値が 27.31（SD＝4.12），《自己尊重尺度》が 6 ～ 30 点の範囲で平均値が 22.55（SD＝3.92），《適応度尺度》が 8 ～ 40 点の範囲で平均値が 30.05（SD＝5.31），《一体化尺度》が 4 ～ 20 点の範囲で平均値が 11.86（SD＝3.52）であった．《一体化尺度》は平均値が中央付近に位置し，ほぼ正規分布を描いており，それ以外の尺度は平均値付近を中心に一峰性の分布をしていた（図 8.4）．

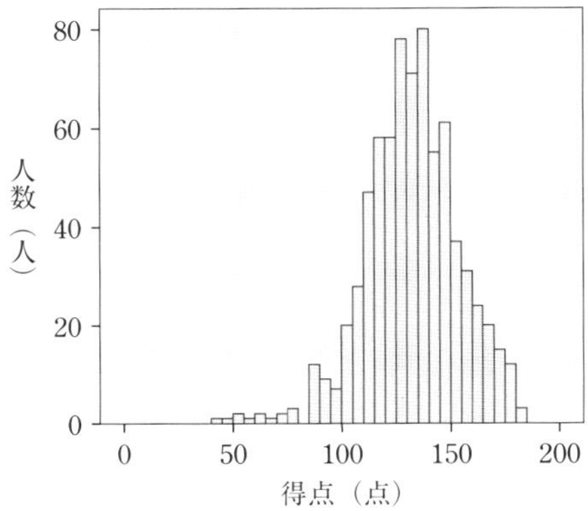

図 8.3　行政保健師の職業的アイデンティティ尺度（PISP）合計の度数分布

◆ 概念的な収束妥当性について

PISP の基盤となっている構成概念の概念的な収束的妥当性について，「自我同一性尺度（宮下，1987）」ならびに「自尊感情尺度（山本ほか，1982）」を用いて，心理的特性を測定しているかどうか検討した．

PISP の合計得点と自我同一性尺度の合計得点とのピアソンの相関係数は 0.387（$p<0.01$）と有意な正の相関，下位尺度《適応度尺度》，《自信尺度》の合計得点とは，それぞれ 0.344（$p<0.01$），0.405（$p<0.01$）と有意な正の相関がみられた．

PISP の合計得点と自尊感情尺度の合計得点とのピアソンの相関係数は 0.413（$p<0.01$）と有意な正の相関，下位尺度《自己尊重尺度》，《自信尺度》の合計得点とは，それぞれ 0.267（$p<0.01$），0.456（$p<0.01$）と有意な正の相関がみられた．

以上から PISP は自我同一性と自尊感情を測定できていると判断した．

◆ 併存妥当性の検討

PISP の併存妥当性として，尺度の測ろうとしている内容が，外部の基準に照らし合わせたとき，どの程度一致しているか「看護職の職業的アイデンティティ尺度（波多野・小野寺，1993）」を用いて検討した．

PISP の合計得点と看護職の職業的アイデンティティ尺度の合計得点とのピアソンの相関係数は 0.709（$p<0.00$）と有意な強い正の相関がみられた．

以上から，PISP は「看護職の職業的アイデンティティ尺度」と統計的に有意な関連が認められ併存妥当性が支持された．

◆ PISP の信頼性の検討

PISP 全体の α 係数は 0.96 で，下位尺度は 0.80 ～ 0.93 と全体的に高い値が示された（表 8.3 参照）．

以上の分析を通して，PISP は 5 因子構造 37 項目からなる尺度となり，信頼性，妥当性が検証された．これらの因子構造は，本研究の概念枠組みと異なるものではなかった．

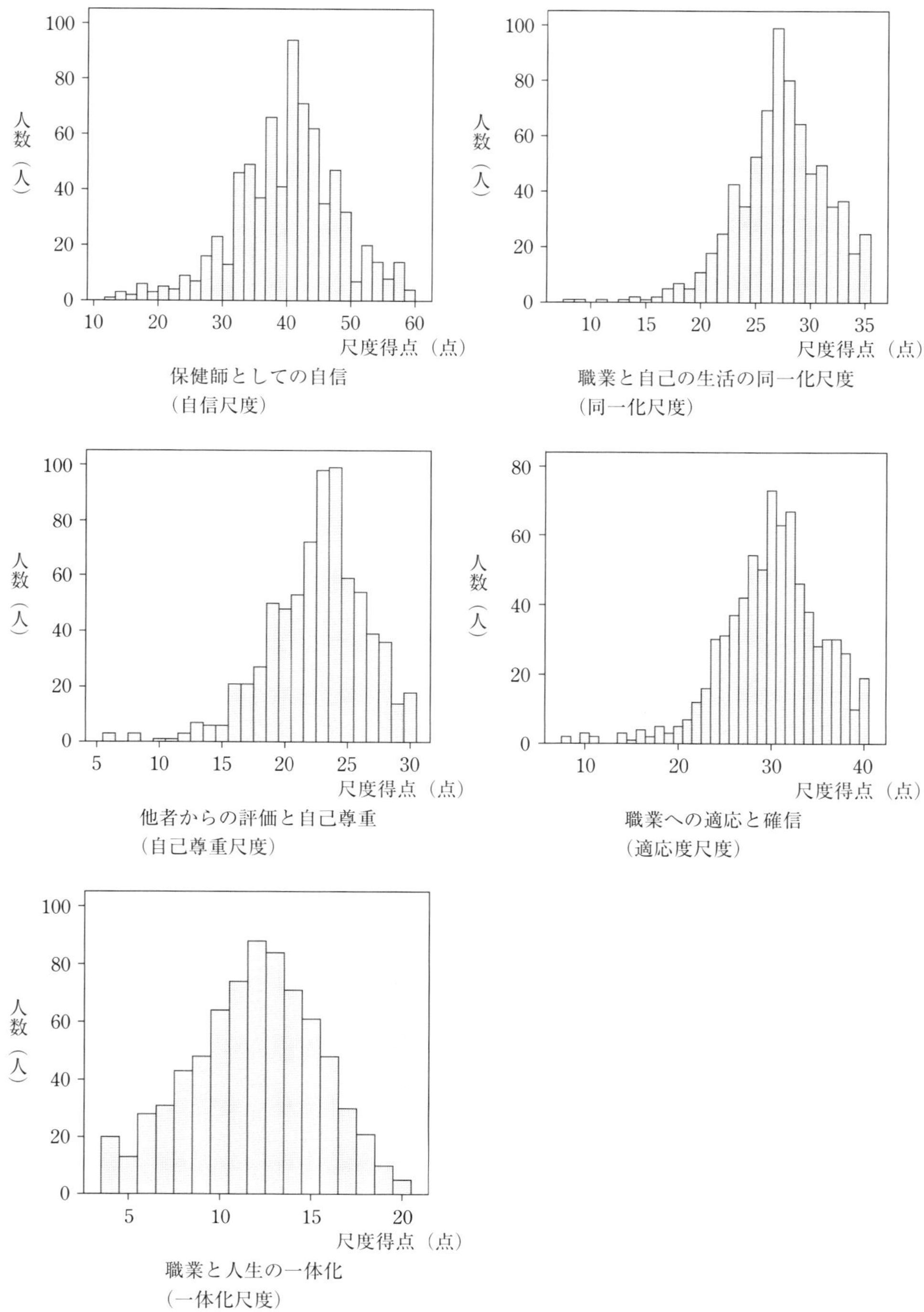

図 8.4　下位尺度（合計）の度数分布

8.7 PISPの合計得点と前提要因・関連要因との重回帰分析と考察

因子分析にて抽出されたPISPの合計得点に関連する前提要因を，ピアソンの相関係数の算出，t検定および一元配置分散分析で検討した．また，関連要因をt検定で検討した．

さらに，PISPの合計得点に独立して関連する要因を明らかにするため，PISPの合計得点を従属変数とし，PISPの合計得点と有意な関連のみられた前提要因（年齢，経験年数，配偶者，同居者，夫と同居，子供と同居，役職，専門最終学歴），関連要因（信念，国家資格，モチベーション，職場関係，住民関係，教育・職場環境，評価，連携，役割，自信）を独立変数として，ステップワイズ法にて重回帰分析を行った（表8.4）．その結果，t値が4.00以上の変数の標準偏回帰係数（β）は，信念（$\beta=0.28$）が最も高く，次いでモチベーション（$\beta=0.22$），年齢が高い（$\beta=0.16$），役割（$\beta=0.14$）の順であった．

信念やモチベーションが，保健師のアイデンティティに強く関連しており，保健師の専門性を再認識するための研修や学会参加，自治体を超えた勉強会などを通して保健師としての信念やモチベーションを持ち続けることで，保健師の職業的アイデンティティを高めることができると考える．年齢との関連では，PISPが行政保健師に特徴的な《同一化尺度》で構成されていた通り，保健師は住民とともに問題解決した経験を問題解決手法の知識や能力とすることで自信をつけ職業に対するアイデンティティを高め，それが仕事を長く続けることにつながっているのではないかと推測できる．そのため，年齢を重ねることがアイデンティティを高める要因となったと考えられる．役割との関連では，同僚から，保健師として期待され，評価されることによる自己尊重と専門職としての役割意識が保健師としてのアイデンティティを高めていたと考えられることから，保健師としての役割意識を高めるためのキャリアデザインの提示や適切な評価，サポート環境が重要であるといえよう．

以上，保健師の職業的アイデンティティに関連する要因についても明らかになり，効果的な

表8.4　行政保健師の職業的アイデンティティ尺度（PISP）および下位尺度の合計得点を従属変数，前提要因および関連要因を独立変数とする重回帰分析（ステップワイズ法）（$n=739$）

従属変数	独立変数	標準化係数β	t	有意確率	R値
行政保健師の職業的アイデンティティ(PISP)	信念	0.28	8.68	0.000	0.642(p=0.000)
	モチベーション	0.22	7.16	0.000	
	年齢	0.16	4.08	0.000	
	役割	0.14	4.50	0.000	
保健師としての自信(自信尺度)	年齢	0.29	7.75	0.000	0.667(p=0.000)
	信念	0.24	7.93	0.000	
	役割	0.21	7.07	0.000	
	モチベーション	0.19	6.52	0.000	
職業と自己の生活の同一化(同一化尺度)	信念	0.18	4.67	0.000	0.429(p=0.000)
	モチベーション	0.17	4.68	0.000	
他者からの評価と自己尊重(自己尊重尺度)	役職	0.21	6.28	0.000	0.495(p=0.000)
	信念	0.20	5.42	0.000	
	国家資格	0.18	5.09	0.000	
職業への適応と確信(適応度尺度)	信念	0.37	11.34	0.000	0.588(p=0.000)
	モチベーション	0.21	6.66	0.000	
	国家資格	0.16	4.85	0.000	
	役職	0.14	4.53	0.000	
職業と人生の一体化(一体化尺度)	モチベーション	0.24	7.23	0.000	0.563(p=0.000)
	信念	0.23	6.87	0.001	

保健師活動のための教育・職場環境への示唆が得られた．

8.8 因子分析手法を活用して

今回，因子分析により，保健師の職業的アイデンティティについて，潜在的な共通因子を明らかにすることができた．その中の1つである《同一化尺度》は保健師に特徴的な概念であり，新しい知見であった．

PISPは，尺度全体の共通性，因子間相関がともに高いことから，全項目の合計得点によって保健師の職業的アイデンティティを測定することが可能な尺度である．今後，自治体や部署ごとに保健師のアイデンティティを測定し，それらに影響を与える関連要因を探るなど，実践や研究に幅広く活用することが期待される．

文　献

グレッグ美鈴（2002）看護師の職業的アイデンティティに関する中範囲理論．看護研究，**35**（3），196–204．

波多野梗子・小野寺杜紀（1993）看護学生および看護婦の職業アイデンティティの変化．日本看護研究学会雑誌，**16**（4），21–28．

厚生労働省（2005）第1回 市町村保健活動の再構築に関する検討会議事録．第1回 市町村保健活動の再構築に関する検討会．市町村保健活動体制強化に関する検討会報告書．2006年10月28日．http://www.hlw.go.jp/shingi/2006/07/txt/s0718-1.txt

松尾太加志・中村知靖（2002）誰も教えてくれなかった因子分析．北大路書房．

宮下一博（1987）Rasmussenの自我同一性尺度の日本語版の検討．教育心理学研究，**35**，253–258．

佐々木真紀子・針生　享（2006）看護師の職業的アイデンティティ尺度（PISN）の開発．日本看護科学会誌，**26**（1），34–41．

山本真理子・松井　豊・山成由紀子（1982）認知された自己の諸側面の構造．教育心理学研究，**30**，64–68．

━━━ 編 者 講 評 ━━━

井部▶　保健師助産師看護師法（保助看法と略される）の第2条に，「保健師」とは，厚生労働大臣の免許を受けて，保健師の名称を用いて，保健指導に従事することを業とする者をいうと規定される．まことにシンプルである．行政の分野で働く保健師は，しかしながら，施策の立案，実施，評価を行い成果を示すことが求められている．一方で，訪問看護師やケアマネジャーなどの地域を基盤とする実践家が台頭しており，職業的アイデンティティの揺らぎが生じていると筆者は指摘する．

行政保健師の職業的アイデンティティ尺度開発による因子分析の結果，職業的アイデンティティは，5因子が抽出された．それらは，「保健師としての自信」「職業と自己の生活の同一化」「他者からの評価と自己尊重」「職業への適応と確信」「職業と人生の一体化」と命名された．筆者は，「職業と自己の生活の同一化」は保健師に特徴的な概念であるとしている．つまり，保健師は，「自らの生活と仕事での経験を同一化させることで，自らの実体験を仕事に生かす」ことと，「様々な境遇の家族とともに問題を解決する経験を重ね，自らの知識や技術を増やしたり高めたりしている」のである．経験を蓄積し活かすことは，職業人共通の特性とも考えられる．

「保健指導を業とする」専門家のアイデンティティの確立に「尺度」がどのように貢献できるのかが注目される．

柳井▶　因子分析を用いた保健師の職業アイデンティティ尺度（PISP）の開発過程が丁寧に記載されている．特に，得られた5つの因子の命名に関する記述も読者が因子分析で重要な「因子の命名」を行うときに参考になろう．PISPの妥当性（主に併存妥当性）を確認するために既存の関連尺度との相関を求め，併存妥当性が確認された．しかし，併存妥当性が高すぎると本検査開発の有効性が低まるが，8.8節に表現されているように，保健師に特有の「同一化尺度」が明らかにできたことを強調していることで，本研究の明確な意図が読者に理解されよう．

ただし，開発された5因子の相関は高く，評者には，第1因子と第4因子をあわせることも可能のように思える．このためには，本書の10章，12章で行われているAMOSによる構造方程式モデリング（共分散構造分析，確認的因子分析）を行ってみることも，本研究の結果をさらに精緻なものにするために有用であろう．

9. 助産師の教育力を測る

本章では，「若手助産師を育む臨床指導実践能力の開発（菱沼由梨．2009年度聖路加看護大学博士論文）」をもとに，その実際について述べる．

9.1 助産師の教育力とは

昨今，教育界を取り巻く内外の状況が激変する中，教育の本質とともに，「教育力」なるものが問い直されるようになった（吉田，2005）．「教育力」は本来，目にみえず，その内実も不明なものとされ，と同時に，何だかわからない重要なものともされている（吉田，2005）．

一方，助産師教育を取り巻く環境においては，産科医療の高度複雑化と産科医師の不足により，優れた実践能力を有する助産師の育成が社会のニーズであることが周知されている．それならば，助産師の育成に求められる「教育力」とは，どのようなものなのだろうか．

リーやハンド（Li, 1997；Hand, 2006）によれば，臨床の場では多くの看護師が基礎教育に携わり，そこでの学生の学習の質や，学生が将来，実践家としてどのような資質を備えるかということに影響を与えている．このことは，助産師教育についてもあてはまり，学生は実習中，10例程度の分娩介助を行うことが必須要件とされ，その過程においては，実習施設に所属する助産師（臨床助産師）が，大きな役割を果たしている．また，新人助産師を受け入れている施設においては，すべての助産師が多かれ少なかれ，その指導に携わることになる．

つまり臨床助産師には，優れた実践能力のみならず，学生や新人を優れた実践家として育てるための「教育力」が必要とされるのではないかと考える．しかしながら，臨床助産師に求められる「教育力」とはどのような力なのか．教師の「教育力」について吉田（2005）が述べているように，その内実はいまだ明らかにはされていないだろう．しかしながら現場においてはすでに，学生や新人の指導に大きく貢献している助産師は確かにいる．そのような助産師にはおそらく，優れた「教育力」が兼ね備えられているのではないだろうかと筆者は考える．そうであれば，彼女たちがなぜ学生や新人の指導に貢献できているのか，そしてどのように貢献しているのか，その具体的な臨床指導の実際を具体的に示し類型化することができれば，それは，助産師の「教育力」の内実を紐解く鍵になるのではないかと筆者は考える．そして，助産師の「教育力」を具現化することができれば，専門職としての優れた実践能力だけではなく，臨床指導者あるいは教育者としての優れた「教育力」をどの程度身につけているのかという視点で，臨床助産師の能力を捉えていくことができるのではないかと考える．

そこで筆者は，助産師の「教育力」の内実を明らかにするとともに，助産師の「教育力」を適切に評価するための尺度開発を行った（菱沼，2010b）．本章では，尺度開発のプロセスと，そこで用いた統計的手法について説明するとともに，助産師の「教育力」について考察する．

なお，助産学領域において「教育力」は，いまだ広く使われていないのが現状であり，先行研究も見当たらない．そこで本章では，「教育力」にあてはまる代替用語として，臨床指導実践能力（mentoring competency）をあてはめることとした．そして，開発を目指した尺度については，「若手助産師を育む臨床指実践能力尺度（The Scale for Measuring the Mentoring Competency of Clinical Midwives, MCCM Scale）」と命名した．

9.2 助産師の「教育力（臨床指導実践能力）」を探る統計学的手法―因子分析

MCCM Scale の開発過程では，助産学生（学生）や新人助産師（新人）を対象とした臨床指導経験のある助産師を対象に合計 3 回の質問紙調査を行い，臨床指導実践能力を測定する 5 段階評定尺度の開発を目指した．

筆者はまず，吉田（2005）が「教育力」について，目にみえず，その内実も不明であるものと述べているように，助産師の臨床指導実践能力には，目にみえない何かが含まれていると考えた．つまり，臨床指導の現場で展開されている行動様式や教育活動のみによって臨床指導実践能力を捉えることは妥当ではなく，その特徴や傾向に影響を及ぼす目にみえない何らかの要因があり，そのような潜在的要因を複合的かつ総合的に捉えることによって，助産師の臨床指導実践能力をより適切に評価することができるのではないかと考えたのである．

そこで，MCCM Scale の開発過程においてはまず，助産師の臨床指導実践能力を規定する潜在的要因を探り出し明らかにする必要があることから，因子分析，より正確にいえば探索的因子分析という統計学的手法がふさわしいと考えた．

具体的にはまず，臨床指導にかかわる助産師の行動様式や思考の特徴をできるだけ網羅し質問項目として作成し，すべての質問項目に対して，「あてはまらない」（1 点）～「あてはまる」（5 点），もしくは「そう思わない」（1 点）～「そう思う」（5 点）という 5 つの選択肢の中から，最もあてはまる 1 つを回答してもらい，得られたデータを因子分析することによって，助産師の臨床指導実践能力を規定する要因を明らかにした．

9.3 助産師の「教育力（臨床指導実践能力）」を表す概念枠組み―尺度構成の決定

MCCM Scale の開発に着手するにあたり，まず最初に，助産師の臨床指導実践能力を表す概念枠組みを作成した．この概念枠組みが，いわゆる MCCM Scale の尺度構成となり，最終的に尺度の妥当性を検討する際に，重要な鍵となる．

ここでは，“臨床指導”をキーワードとした文献検討を行い，臨床指導にかかわる助産師の臨床実践能力，すなわち助産師の「教育力」という構成概念が，［専門家としてのコンピテンシー］［教育者としてのコンピテンシー］［パーソナリティ特性］という 3 つの概念と，合計 12 の下位概念から規定されるものと仮定した．実際に作成した概念枠組みを，図 9.1 に示す．

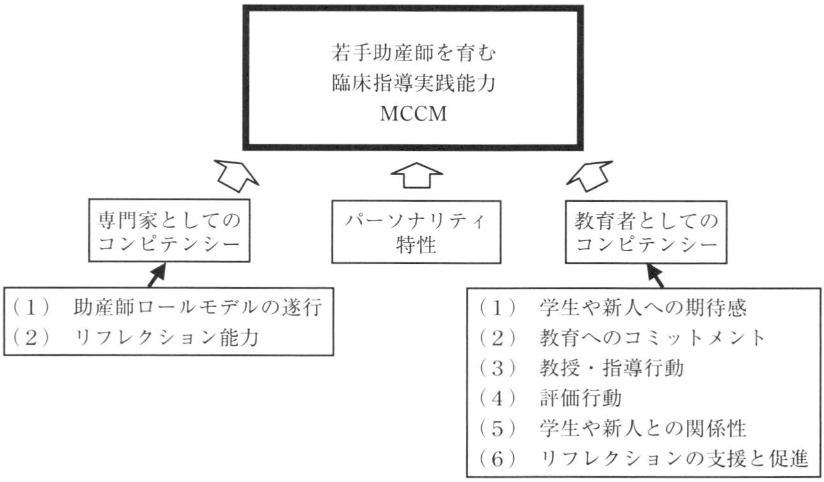

図 9.1　「若手助産師を育む臨床指導実践能力（MCCM）」の概念枠組み

9.4　質問項目の作成—助産師の臨床指導実践を代表する行動様式・思考の明確化

質問項目の作成は，図 9.1 に示す概念枠組みに基づき行った．

尺度開発における質問項目の作成においては，まず，測定しようとしている概念（構成概念や概念，下位概念を含む）を明確に位置づけることと，その概念を簡潔に表す陳述（単文）を，できるだけ数多く収集することが重要である．具体的にはまず，臨床指導に関する文献や既存の尺度，先行研究において使用されている質問紙（Brown, 1981；Zimmerman & Westfall., 1988；Kotzabassaki *et al*., 1997；前田，2002；Tang *et al*., 2005；RCN, 2007）を参考に，助産師の臨床指導実践能力を客観的かつ簡潔に表現していると思われる陳述（質問項目），例えば，学生や新人を対象とした臨床指導を行う際の行動様式や思考パターン，さらにはその特徴や傾向を簡潔明瞭に表す一文を，網羅的に収集した．そして，自身が作成した概念枠組みと照らし合わせながら，下位概念ごとに分類を行った．その際には，複数項目の統合や取捨選択を行うとともに，適宜，表現内容の修正を行っている．尺度開発の初期段階として，非常に慎重に行うべきプロセスであると考える．

続いて，MCCM Scale に含める場合に，どのような質問内容（表現）とするかについて決定した．質問内容（表現）を決定する場合には，その尺度を使用する回答者（本研究においては助産師）が，意味を正確に捉えて回答できるよう，わかりやすい表現を用いることが重要である．筆者の場合には，臨床指導を行っている助産師を対象とした質的記述的研究を行い（菱沼，2008，2010a），そこで得られた面接データを参考に，助産師が日常的に使用している語句や表現を用いるよう工夫した．加えて，1 つの質問項目に 2 つ以上の概念が含まれないようにすること，すべての回答者が「あてはまる」や「そう思う」と回答するようなわかりきった質問は避けることに留意した．

以上の手順ならびに留意点を踏まえ，MCCM Scale に含める質問項目の候補として，12 の下位概念に分類された合計 142 の質問項目を作成した．

9.5 質問項目の精錬化―質問項目の統合および取捨選択

質問項目の精錬化とは，各項目の表現内容について検討を行うともに，尺度に含める項目（採択項目）を決定していくプロセスである．

本研究では，前述の手順によって列挙した142の質問項目に対して，それぞれ内容妥当性の検討，表面妥当性の検討を行い，その後，助産師集団を対象としたパイロットスタディ，予備調査を経て，段階的に採択項目の決定を行った（多くの場合は，質問項目を減らしていくことを目指す）．採択項目の決定に際しては，有識者の見解を取り入れ，定性的に評価することも重要であるが，統計学的手法を取り入れ，あらかじめ作成した質問項目の取捨選択に関して，定量的に理由を示すことが重要となる．

以下，実施した3回の調査結果に基づき，段階的に採択項目を決定したプロセスについて詳細を述べる．なお，本研究におけるすべての統計解析は，SPSS 17.0を用いている．

◆ パイロットスタディ

概念枠組みに基づき作成した142の質問項目について，それぞれ内容妥当性・表面妥当性を検討した結果を踏まえ，142の質問項目からなるパイロット版MCCM Scaleを作成した．

パイロットスタディには助産師31名に協力を依頼し，28名の回答を得られた（回答率90.3％）．回答は，「よくあてはまる（5点）」「少しあてはまる（4点）」「どちらともいえない（3点）」「あまりあてはまらない（2点）」「ほとんどあてはまらない（1点）」もしくは「そう思う（5点）」「ややそう思う（4点）」「どちらともいえない（3点）」「あまりそう思わない（2点）」「ほとんどそう思わない（1点）」という5つから選択してもらった．また，回答に際しては，回答所要時間を確認した他，回答しやすさ，理解しやすさ，負担感のなさに関する評価を行ってもらうとともに，質問内容（表現）に関する助言を自由記載してもらった．

回答結果は，すべての項目ごとに回答率，平均値，標準偏差，範囲，さらに，同一概念に含まれるその他の項目との相関係数を算出し，採択項目の決定においては，次のような基準で項目を削除した．（　）内は，削除の理由である．

(1) 平均値：1.5以下もしくは4.5以上（回答に偏りがある）

(2) 標準偏差：0.6未満（識別力が不十分である）

(3) 回答の最小値－最大値の範囲：1－3もしくは3－5（回答の偏りが生じる可能性がある）

(4) 同一概念に振り分けられた項目の項目間相関（ピアソンの相関係数r）：$r \geqq 0.7$である項目の組み合わせ（質問項目は，数を少なくし，回答の負担を軽減することが望ましい．1つの概念に対して，関連の強い複数の項目がある場合には，どちらか一方を残せば十分である．回答者により，表現内容のわかりにくさや回答のしにくさが指摘されている項目を優先的に削除した．）

本研究では，上記基準をあてはめた結果，パイロットスタディにおいては43項目を削除することとした．したがって，予備調査において使用する質問紙は99項目から構成されることとなり，本研究においては予備調査版MCCM Scaleとして取り扱うこととした．

◆ 予 備 調 査

1) 調査対象者

予備調査は，国内において産科を標榜するおよそ3,200の施設から無作為に350施設を抽出し，協力の得られた63施設（18.0%）に所属する助産師694名を対象に予備調査版MCCM Scaleを配布した．回収された質問紙は451部（回収率65.0%）であった．

2) 採択項目の決定—因子分析の手法と結果の解釈

予備調査の結果は，① 記述統計量，② 尺度の信頼性（概念ごとのクロンバックαの値），③ 尺度構成（探索的因子分析の結果）という3つの観点から，段階的に採択項目の決定を行った．

① 記述統計量に基づく採択項目の決定：　回収された451の回答について，各項目の平均値，標準偏差，有効回答率を確認した他，項目間相関，I-T（項目-全体）相関の算出を行った．具体的には，天井効果（平均得点≧4.5），フロア効果（平均得点≦1.5）を認めた場合，標準偏差が SD < 0.6 の場合には，識別力がない（回答に偏りがない）として，採択項目に含めないこととした．また項目間相関については，ピアソンの相関係数 r が0.7以上を示す場合には，どちらか一方を削除することとした．そしてI-T相関については，各項目の得点とその項目が属する下位尺度の合計得点の相関を確認し，r<0.20の項目については，その項目が，説明しようとしている概念を適切に表現できていないと判断し，採択項目に含めないこととした．

以上の基準により，ここでは4項目を尺度には含めないことと判断した．

② 信頼性の評価（概念ごとのクロンバックαの値）に基づく採択項目の決定：　ここでは尺度全体の信頼性係数（以下，αとする）および，各概念，下位概念の信頼性係数を算出した．その結果，「リフレクション能力」「学生や新人への期待感」「評価行動」「共感性」「劣等感」という5つの下位概念に含まれる18項目については，その項目を削除することによって，その項目が属する概念を測定する下位尺度のα値が改善することから，尺度に含めないこととした．その結果，予備調査版MCCM Scaleを構成すると質問項目数は77項目へと縮小され，尺度全体の信頼性係数はα=0.944となった．

表9.1　概念：専門家としてのコンピテンシー（8項目，α=.773）（n=428）

因子名（下位概念） Cronbachのα	質問項目	文献検討に基づく 下位概念	因子 i	因子 ii
第 i 因子 自信を見出す 自己洞察 α=.737	5　実践に必要な専門知識を，十分に持ち合わせている	助産師 ロールモデルの遂行	.942	−.089
	2　業務が複数重なった場合でも，冷静に対応している	助産師 ロールモデルの遂行	.592	.079
	27　これまでの臨床経験を振り返ると，助産師としての成長を実感する	リフレクション能力	.520	.115
第 ii 因子 助産実践の 共有 α=.677	13　職場であった出来事を，助産師同士で話すようにしている	リフレクション能力	−.125	.699
	14　過去を振り返って，そのときの自分の気持ちを人にわかりやすく伝えることができる	助産師 ロールモデルの遂行	.063	.508
	6　他のスタッフが助産診断や助産過程を展開するとき，自分の意見を伝えている	リフレクション能力	.166	.471
	8　（学生や新人に対して，）助産師であることのやりがいや楽しさ，魅力を伝えている	助産師 ロールモデルの遂行	.099	.469
	56　（学生や新人に対して，）自分が実践を行う機会への参加を促している	助産師 ロールモデルの遂行	.080	.433
		回転後の負荷量平方和	2.191	2.082

表 9.2　概念：教育者としてのコンピテンシー（22 項目，α = .923）（n = 428）

因子名 Cronbach のα			文献検討に基づく下位概念	因子 iii	因子 iv	因子 v	因子 vi
第 iii 因子 経験から学ぶことへの支援 α = .891	72	（学生や新人に対して，）タイミングを見計らってフィードバックしている	評価行動	.737	.025	−.073	.060
	68	（学生や新人に対して，）自分なりの方法で積極性や主体性を促している	教授・指導行動	.713	.066	−.187	.183
	106	（学生や新人に対して，）「学んだこと」を確認している	リフレクションの支援と促進	.699	.078	.076	−.086
	61	（学生や新人に対して，）自分の実践したことの根拠を説明している	教授・指導行動	.696	−.008	.001	−.013
	45	（学生や新人に対して，）自分が相手に期待している内容を明確に伝えている	教育へのコミットメント	.693	−.090	−.116	.135
	60	（学生や新人に対して，）相手の実体験を，教科書の知識や理論と結びつけて説明している	教授・指導行動	.644	−.145	.141	.015
	108	（学生や新人に対して，）「なぜそのように行動したのか」根拠を尋ねている	リフレクションの支援と促進	.626	−.074	.289	−.119
	73	（学生や新人に対して，）学生や新人に，相手に認められた成長を，直接相手に伝えている	評価行動	.603	.135	.025	.010
	107	（学生や新人に対して，）「できたこと」を確認している	リフレクションの支援と促進	.449	.148	.200	−.080
	91	（学生や新人に対して，）優しく指導する時と厳しく指導するときを意図的に分けている	教授・指導行動	.409	.017	.096	.120
第 iv 因子 相手への配慮・共感 α = .843	90	（学生や新人に対して，）共感的態度を示している	学生や新人との関係性	−.039	.839	−.006	.001
	89	（学生や新人に対して，）相手の状況に合わせるよう努めている	学生や新人との関係性	−.028	.804	−.007	−.004
	86	（学生や新人に対して，）相手の立場を尊重している	学生や新人との関係性	−.034	.774	.129	−.066
	98	（学生や新人に対して，）相手の心情を気遣って話をしている	学生や新人との関係性	.068	.610	−.014	.017
	81	（学生や新人に対して，）自分から話しかけるようにしている	学生や新人との関係性	.038	.531	−.057	.225
第 v 因子 相手の実践・行為の有効活用 α = .817	63	学生や新人の質問には，注意深く正確に回答している	教授・指導行動	−.044	.049	.771	−.034
	58	学生や新人が主体的に実践に取り組むとき，その様子を見守っている	教授・指導行動	−.077	.037	.561	.262
	62	学生や新人に説明したとき，相手が理解したかどうかを確認している	教授・指導行動	.250	.043	.531	−.140
	71	学生や新人の実践の場に居合わせたとき，その都度適切な評価を返している	評価行動	.248	−.050	.518	.092
	55	学生や新人ができるだけ多くのことを実践できるように，場やタイミングを調整している	教授・指導行動	−.083	−.058	.511	.445
第 vi 因子 教育活動への積極的関与 α = .670	52	学生や新人を指導することにやりがいや楽しさを感じる	教育へのコミットメント	.052	.109	−.002	.583
	43	学生や新人の指導に備えて，自分なりに準備している	教育へのコミットメント	.167	−.028	.030	.565
			回転後の負荷量平方和	7.199	5.16	5.721	4.155

③ **尺度構成（探索的因子分析の結果）の検討による採択項目の決定：**　上記 ①② のプロセスを経て採択となった 77 項目を用い，探索的因子分析を行った．ここでは，助産師の臨床指導実践能力は［専門家としてのコンピテンシー］［教育者としてのコンピテンシー］［パーソナリティ特性］という 3 つの概念から構成されるという前提に従った．つまり，この段階で採択となった 77 項目を，3 つの概念ごとに因子分析を行い，各概念を構成する潜在的因子（下位概念）を抽出し，下位概念を定量的に明らかにした．

具体的な因子分析の方法である．ここではすべて主因子法を採用し，その結果をプロマック

表 9.3 概念：パーソナリティ特性（11 項目，α＝.863）（n＝428）

因子名 Cronbach のα		文献検討に基づく 下位概念	因子		
			vii	viii	ix
第 vii 因子 リーダーシップ性 α＝.835	126 何かと先頭に立って働いている	活動性	.890	−.087	−.035
	127 同僚の中では，てきぱきと仕事ができる方である	活動性	.766	−.032	−.114
	128 いつもやる気がある	活動性	.643	.013	.108
	125 何事にも積極的に取り組んでいる	活動性	.604	.078	.142
	129 思ったらまず実行する	活動性	.558	.137	−.028
第 viii 因子 親しみやすさ α＝.809	119 誰とでも気さくに話をする	社会的外向性	−.055	.784	−.079
	122 明るく陽気な性格である	社会的外向性	.085	.700	.029
	121 人との付き合いは広い	社会的外向性	.046	.690	.040
	120 初対面の人には自分から話しかける	社会的外向性	−.032	.679	.009
第 ix 因子 面倒見のよさ α＝.766	132 他人の世話をするのが好きだ	共感性	−.089	−.031	.960
	131 困っている人をみるとすぐに助けてあげたくなる	共感性	.091	.017	.640

ス回転した．まず初期解を求め，固有値が 1.00 以上のものを因子とし，因子負荷が 0.40 以上であること，複数の因子に 0.40 以上の因子負荷を示さないことを基準に，採択項目を決定した．また，分析においては共通性と信頼性係数（クロンバック α）の値を併せて確認し，順次基準にあてはまらない項目を除外しながら，同様の手法により分析を繰り返した．因子分析の結果を，表 9.1 ～ 9.3 に示す．［専門家としてのコンピテンシー］は，もともと 14 項目から構成されていたが，因子分析を行った結果 6 項目が除外され，2 因子が抽出された（表 9.1）．［教育者としてのコンピテンシー］は，44 項目のうち 22 項目が除外され，4 因子が抽出された（表 9.2）．［パーソナリティ特性］は，19 項目のうち 8 項目が除外され，3 因子が抽出された（表 9.3）．

以上の結果から，助産師の臨床指導実践能力は，3 つの概念，9 つの下位概念によって構成されること，そして，41 の質問項目によって測定することが可能な構成概念であることが示唆された．ここでは，採択された 41 項目から成り立つ尺度を仮に本調査版 MCCM Scale として取り扱い，さらに別の助産師集団を対象とした質問紙調査（本研究においては，本調査という位置付けである）を行うことで，その信頼性および妥当性を検討した．

予備調査・本調査と，別々の助産師集団を対象とした質問紙調査を反復し，探索的因子分析を繰り返すことで，助産師の臨床指導実践能力，すなわち，助産師の「教育力」の目にみえない部分，それはおそらく，教育の核となる重要な部分である可能性もあるが，その目にみえない何らかの「力」が目にみえる形で浮かび上がってくるのだと考える．

また，予備調査の結果，探索的因子分析により抽出された因子は，尺度開発初期段階で前提としていた下位概念とは異なる内容を示している（表 9.1 ～表 9.3）．このように，既存の文献や先行研究から導いた概念枠組みが，実際に因子分析を行った結果から見出された概念枠組みと異なることは，けっして稀なことではない．尺度開発は，文献検討などにより作成した概念構造や質問項目を定性的に吟味し，さらにその結果を，定量的に検討し修正を行うというプロセスを度々繰り返す研究手法であるといえよう．

9.6 尺度の妥当性と信頼性の検討

続いて，本調査版 MCCM Scale の妥当性と信頼性を検討するプロセスである．予備調査の結果，助産師の臨床指導実践能力は，3 つの概念と，9 つの下位概念から成り立つ構成概念であること示唆された．また，合計 41 の質問項目から成り立つ本調査版 MCCM Scale によって測定され得る可能性が示された．

本調査では，本調査版 MCCM Scale が助産師の臨床指導実践能力を捉える測定用具として，最終的に提案できるのか否か，すなわち，助産師の「教育力」を 3 つの概念と 9 つの下位概念で捉えることが果たして妥当であるのか（尺度の妥当性），また，41 の質問項目による評価結果は，果たして信頼できるものなのかどうか（尺度の信頼性）という 2 つの側面から検討を行った．

◆ 調査対象者

本調査では，予備調査との重複を避け，国内 623 産科施設に協力を依頼し，承諾の得られた 148 産科施設（21.7%）に所属する助産師 1,645 名を対象に，本調査版 MCCM scale を配布した．このうち 1,009 名（61.0%）からの回収を得ることができた．

◆ 41 の採択項目による因子構造の決定―助産師の「教育力」の具現化

本調査版 MCCM Scale の妥当性を検討するため，まず探索的因子分析を行い，因子構造の最終決定を行った．具体的には，探索的因子分析により因子（下位概念）を抽出し，その命名を行うプロセスである．尺度の因子構造を決定することで，本研究の場合においては，助産師の臨床指導実践能力をより具体的に説明することができる．すなわちここで述べる結果は，助産師の「教育力」の内実を探る手がかりを得ることにつながるものといえるだろう．

1）因子（下位概念）の抽出

MCCM Scale の尺度構成の妥当性について最終確認を行うため，まず，本調査の結果について，プロマックス回転を用いた主成分分析を行った．

固有値が 1.00 以上であることを基準に因子数を決定した結果，本調査においては 7 因子（第Ⅰ因子～第Ⅶ因子）が抽出された．このとき，各項目の因子負荷量は 0.313 ～ 0.925 であり，41 項目中 40 項目がいずれか 1 つの因子に対して 0.450 以上の高い負荷量を示していること，複数の因子に対して 0.30 以上の負荷量を示す項目がないことを認めた．また，各因子の負荷量平方和は 4.235 ～ 11.786，因子間の相関は $r = 0.217$ ～ 0.611 であった（表 9.4）．

なお，主成分分析を行った場合，本来であれば「成分」という用語を用いるが，ここでは成分と因子を同義として取り扱い，「因子」や「因子寄与率」と表記している．

2）因子（下位概念）の命名

本調査の結果では，41 項目中 4 項目（項目 8, 56, 81, 127）が，予備調査の結果に示された項目群（因子）とは異なる因子に最も高い負荷量を示していた．また，予備調査の結果で第ⅶ因子～第ⅸ因子を構成した 11 項目（表 9.3 参照）は，概ね第Ⅱ因子を構成していることを認めた．そこで一部因子（下位概念）の名称を変更し，7 つの因子をそれぞれ〈Ⅰ．経験から学ぶ

表 9.4 「本調査版 MCCM Scale」：概念枠組みに基づく因子分析の結果（成分負荷量，信頼性係数，因子間の相関係数）（$n = 1004$）

構成概念	概念	因子（下位概念）		アイテム	成分負荷量 I	II	III	IV	V	VI	VII
臨床指導実践能力 $\alpha=.953$	専門家としてのコンピテンシー $\alpha=.822$	第Ⅳ因子 自信を見出す自己洞察 $\alpha=.823$	2	業務が複数重なった場合でも，冷静に対応している	.028	−.070	.103	**.882**	.012	−.074	−.029
			5	実践に必要な専門知識を，十分に持ち合わせている	−.002	−.101	.103	**.845**	−.021	.031	.046
			27	これまでの臨床経験を振り返ると，助産師としての成長を実感する	.000	.054	.097	**.713**	.055	−.090	.037
			127	同僚の中では，てきぱきと仕事ができる方である	−.048	.386	−.133	**.598**	.105	−.022	−.123
		第Ⅶ因子 助産実践の共有 $\alpha=.662$	13	職場であった出来事を，助産師同士で話すようにしている	−.172	.011	−.034	−.102	.184	.008	**.915**
			6	他のスタッフが助産診断や助産過程を展開する時，自分の意見を伝えている	.164	−.016	−.121	.187	−.192	.129	**.654**
			14	過去を振り返って，その時の自分の気持ちを人にわかりやすく伝えることができる	.102	.031	.047	.407	−.040	−.061	**.450**
	教育者としてのコンピテンシー $\alpha=.947$	第Ⅰ因子 経験から学ぶことへの支援 $\alpha=.916$	108	（学生や新人に対して，）「なぜそのように行動したのか」根拠を尋ねている	**.925**	.034	−.101	−.104	.117	−.202	−.017
			60	（学生や新人に対して，）相手の実体験を，教科書の知識や理論と結びつけて説明している	**.817**	−.083	.007	.116	−.100	.056	−.080
			73	（学生や新人に対して，）相手に認められた成長を，直接相手に伝えている	**.764**	.063	.076	−.128	.021	.023	−.003
			72	（学生や新人に対して，）タイミングを見計らってフィードバックしている	**.753**	.026	−.019	−.024	.066	.060	−.020
			106	（学生や新人に対して，）「学んだこと」を確認している	**.752**	.025	−.055	−.079	.084	.081	−.041
			45	（学生や新人に対して，）自分が相手に期待している内容を明確に伝えている	**.714**	−.032	.058	.125	−.131	.050	.014
			91	（学生や新人に対して，）優しく指導するときと厳しく指導するときを意図的に分けている	**.699**	−.049	−.100	.109	−.129	.151	.008
			107	（学生や新人に対して，）「できたこと」を確認している	**.638**	.010	.092	−.073	.255	−.131	.007
			61	（学生や新人に対して，）自分の実践したことの根拠を説明している	**.563**	.030	.002	.072	.058	.071	.014
			68	（学生や新人に対して，）自分なりの方法で積極性や主体性を促している	**.524**	0.000	.027	.142	.047	.177	−.021
		第Ⅲ因子 相手への配慮・共感 $\alpha=.871$	90	（学生や新人に対して，）共感的態度を示している	−.013	.040	**.806**	−.008	−.041	.156	−.015
			89	（学生や新人に対して，）相手の状況に合わせるよう努めている	−.054	−.065	**.797**	.129	.096	.051	−.006
			98	（学生や新人に対して，）相手の心情を気遣って話をしている	.028	.023	**.775**	.039	.017	.094	−.077
			86	（学生や新人に対して，）相手の立場を尊重している	−.018	.026	**.746**	.148	.055	.057	−.027
		第Ⅴ因子 相手の実践・行為の有効活用 $\alpha=.863$	58	学生や新人が主体的に実践に取り組むとき，その様子を見守っている	−.025	−.037	.083	.058	**.759**	.052	.041
			55	学生や新人ができるだけ多くのことを実践できるように，場やタイミングを調整している	−.048	−.084	−.050	−.026	**.674**	.416	.060
			63	学生や新人の質問には，注意深く正確に回答している	.242	−.045	.048	.116	**.605**	−.052	−.093
			71	学生や新人の実践の場に居合わせたとき，その都度適切な評価を返している	.268	.012	−.021	.085	**.593**	.001	.009
			62	学生や新人に説明したとき，相手が理解したかどうかを確認している	.386	.068	.015	−.080	**.563**	−.181	.048
			56	（学生や新人に対して，）自分が実践を行う機会への参加を促している	.232	.030	.105	−.202	**.313**	.215	.139
		第Ⅵ因子 教育活動への積極的関与 $\alpha=.791$	81	（学生や新人に対して，）自分から話しかけるようにしている	.049	.076	.273	−.193	−.075	**.691**	.025
			52	学生や新人を指導することにやりがいや楽しさを感じる	−.067	.042	.048	.033	.269	**.653**	−.010
			8	（学生や新人に対して，）助産師であることのやりがいや楽しさ，魅力を伝えている	.201	.063	.136	.044	−.154	**.580**	.056
			43	学生や新人の指導に備えて，自分なりに準備している	.171	−.142	−.090	.147	.259	**.501**	−.009
	パーソナリティ特性 $\alpha=.894$	第Ⅱ因子 臨床指導者特性 $\alpha=.894$	119	誰とでも気さくに話をする	.050	**.850**	.137	−.048	−.015	−.225	.064
			121	人との付き合いは広い	.031	**.778**	.020	.046	−.050	−.113	−.005
			120	初対面の人には自分から話しかける	.063	**.775**	.133	−.070	−.150	−.004	.029
			122	明るく陽気な性格である	−.071	**.756**	.047	.017	.035	−.204	.099
			125	何事にも積極的に取り組んでいる	.005	**.730**	−.063	.124	.044	.054	−.022
			132	他人の世話をするのが好きだ	.098	**.653**	−.037	−.196	−.060	.244	−.018
			129	思ったらまず実行する	−.030	**.620**	−.111	.041	−.014	.166	−.080
			128	いつもやる気がある	−.068	**.589**	−.056	.153	.005	.251	−.091
			131	困っている人をみるとすぐに助けてあげたくなる	−.083	**.559**	.016	−.202	.080	.374	.031
			126	何かと先頭に立って働いている	−.022	**.464**	−.164	.392	.098	.117	−.001
				回転後の負荷量平方和	11.786	8.439	6.074	8.420	8.247	8.341	4.235

因子間相関	I	II	III	IV	V	VI	VII
第Ⅰ因子：経験から学ぶことへの支援	—	.388	.447	.556	.611	.554	.383
第Ⅱ因子：臨床指導者特性		—	.270	.465	.292	.439	.287
第Ⅲ因子：相手への配慮・共感			—	.180	.369	.362	.261
第Ⅳ因子：自信を見出す自己洞察				—	.409	.469	.370
第Ⅴ因子：相手の実践・行為の有効活用					—	.408	.217
第Ⅵ因子：教育活動への積極的関与						—	.283
第Ⅶ因子：助産実践の共有							—

ことへの支援〉〈Ⅱ．臨床指導者特性〉〈Ⅲ．相手への配慮・共感〉〈Ⅳ．自信を見出す自己洞察〉〈Ⅴ．相手の実践・行為の有効活用〉〈Ⅵ．教育活動への積極的関与〉〈Ⅶ．助産実践の共有〉と命名した（表 9.4）．そして，ここまでのプロセスにより 7 因子構造の尺度として再構成された「本調査版 MCCM Scale」を，本研究で開発を目指す「MCCM Scale」として一旦確定することとした．

3）MCCM Scale の妥当性の検討

続いて，MCCM Scale の妥当性の検討を行った．ここでは，構成概念妥当性の検討に焦点をあて，説明する．

本調査においては，41 項目を用い因子分析（主成分分析，プロマックス回転）を行った結果，助産師の臨床指導実践能力は，〈経験から学ぶことへの支援〉〈臨床指導者特性〉〈相手への配慮・共感〉〈自信を見出す自己洞察〉〈相手の実践・行為の有効活用〉〈教育活動への積極的関与〉〈助産実践の共有〉という 7 つの下位概念（因子）によって説明されることが示された．ここではまず，これら 7 つの因子における因子間相関を確認した（表 9.4 最下段）．このとき，$r \geqq 0.70$ を示す因子の組み合わせはないことから，「臨床指導実践能力」を構成する 7 つの下位概念は，おおよそ明確に区別できているということができる．

続いて，抽出された因子分析の結果を図 9.1 の概念枠組みと照らし合わせると，「臨床指導実践能力」という構成概念を規定する［専門家としてのコンピテンシー］は，〈Ⅳ．自信を見出す自己洞察〉と〈Ⅶ．助産実践の共有〉という 2 つの下位概念によって，［教育者としてのコンピテンシー］は，〈Ⅰ．経験から学ぶことへの支援〉といった 4 つの下位概念によって規定されることが明らかとなった（表 9.4）．また［パーソナリティ特性］については，〈Ⅱ．臨床指導者特性〉と表現することにより，当該因子を構成する項目群が，臨床指導を行う助産師により特化した内容であること示された．

さらに，すべての概念をそれぞれ 1 つの因子とみなし，主成分分析を行った．その結果，第 1 主成分の因子寄与率は，構成概念については 35.945％，各概念については 45.974 ～ 51.486％，各下位概念については 51.486 ～ 72.130％という値を示した．

4）MCCM Scale の信頼性の検討

最後に，本調査版 MCCM Scale の信頼性の検討を行った．ここでは内的整合性に焦点をあてて説明する．

内的整合性の評価には，信頼性係数（クロンバック α）を算出する．本結果では，MCCM Scale 全体（41 項目）の信頼数係数は $\alpha = 0.953$ であり，［専門家としてのコンピテンシー（7 項目）］［教育者としてのコンピテンシー（24 項目）］［パーソナリティ特性（10 項目）］については $\alpha = 0.822 \sim 0.947$，また，7 つの下位概念（因子）については $\alpha = 0.662 \sim 0.916$ という値であった（表 9.4）．

一般的に信頼性係数は 0.70 以上の値であることが望ましい（Nunnally & Bernstein., 1994；柳井・緒方，2006）．したがって，「助産実践の共有」という下位概念については，当該概念を構成する項目群の再検討を要することが示唆されたが，その他 6 つの下位概念および 3 つの概念，さらには「助産師の臨床指導実践能力」という構成概念については，当該概念を構成する項目群による測定結果に，おおよその信頼性（内的整合性）を保証することができたといえる．

9.7　いま，助産師教育の現場に求められる「教育力」とは

産科医療の高度複雑化と産科医師の不足により，高度な臨床実践能力を有する助産師の輩出は，社会のニーズとして周知されている通りである．そして，臨床において学生や新人の教育に大きな役割と責任を担う助産師にも，優れた臨床指導実践能力，すなわち「教育力」が求められるようになった．

臨床指導に関する既存の文献や先行研究によれば，看護師の臨床指導実践能力，すなわち「教育力」は，おおよそ看護の専門性，教授・指導行動，評価行動，学生との関係性，パーソナリティ特性という5つの側面から捉えられてきた（Mogan & Knox., 1987）．しかしながら本結果によれば，助産師の臨床指導実践能力は，〈自信を見出す自己洞察〉と〈助産実践の共有〉という2つの下位概念によって規定される［専門家としてのコンピテンシー］と，〈経験から学ぶことへの支援〉や〈相手への配慮・共感〉といった4つの下位概念によって規定される［教育者としてのコンピテンシー］によって規定されることが明らかとなった．そして［パーソナリティ特性］については，〈臨床指導者特性〉として，臨床指導を行う助産師に求められるパーソナリティ特性がどのようなものであるかを，より具体的に説明できるようになった．

高垣（2006）は，「真の教育力」とは，画一的に知識を詰め込む力というよりもむしろ，膨大な知識の中から必要なものを主体的に選択し，解釈し，処理する力であり，『教師の教育力』とは，子どもたち一人ひとりが自己実現を目指して，「自らが学ぶ楽しさを見出し，自らが主体的に学び続ける能力・技能・態度を育成する力」を培う力に他ならないと述べている．また三輪（2006）によれば，教育を担う教師には，卓越した教育力，その核となる優れた人間性（人格的資質）が求められる．高垣（2006）や三輪（2006）になぞらえて助産師の「教育力」について言及するならば，学生や新人に対して臨床指導を行う助産師にもまた，教育者としての役割期待に応え得る人格を兼ね備えていることはもちろんのこと，ただ画一的に知識を詰め込むのではなく，学生や新人が学ぶ楽しさを見出しながら，主体的に学び続ける能力や技能，態度を育成する力を培い，さらには助産師としての自己実現を目指す過程を支援する力量が求められる．そしてそのような力量が，助産師の「教育力」に他ならないといえるだろう．

MCCM Scaleの開発過程では，助産師の臨床指導実践能力の内実を具体的に示すものとして，〈経験から学ぶことへの支援〉や〈臨床指導者特性〉といった合計7つの側面が明らかとなった．

より優れた助産師の育成が課題となっている今日，より優れた「教育力」を兼ね備えた助産師の育成もまた，わが国における助産師教育の課題といえる．本結果は，これまで何だかわからない重要なものとされてきた助産師の「教育力」の内実を具体的に示すものとなった．優れた実践能力を有する助産師の育成には，優れた「教育力」を有する助産師の関わりが不可欠である．そして，優れた「教育力」を有する助産師の育成もまた，助産師教育における重要な課題であるといえる．したがって本結果は，助産師の「教育力」をいかに育むか，わが国の助産師教育において臨床指導者育成の方向性を示す，重要な示唆を投じたものといえるだろう．

文　献

Brown, S. T. (1981) Faculty and student perceptions of effective clinical teachers. *Journal of Nursing Education*, **20** (9), 4−15.

Hand, H. (2006) Promoting effective teaching and learning in the clinical setting. *Nursing Standard*, **20** (39), 55−63.

菱沼由梨（2008）臨床指導者が分娩介助初期の学生に期待する学びの構造．日本助産学会誌，**22**（2），146−157.

菱沼由梨（2010a）分娩介助の「振り返り」という学びの意味．母性衛生学会誌，**50**（4），637−645.

菱沼由梨（2010b）若手助産師を育む臨床指導実践能力尺度の開発．2009 年度聖路加看護大学博士論文.

Kotzabassaki, S., Panou, M. & Dimou, F. *et al.* (1997) Nursing students' and faculty's perceptions of the characteristics of 'best' and 'worst' clinical teachers : A replication study. *Journal of Advanced Nursing*, **26** (4), 817−824.

Li, M. K. (1997) Perceptions of effective clinical teaching behaviours in a hospital−based nurse training programme. *Journal of Advanced Nursing*, **26**, 1252−1261.

前田明子（2002）看護学臨地実習における教師の指導行動と学生の看護職同一性形成の関連　指導に対する教師自身と学生の評価を用いて．天使大学紀要，**2**, 1−12.

三輪定宣（2006）二十一世紀に求められる教師の教育力 . 教育と医学，**54**（9），4−11.

Mogan, J. & Knox, J. E. (1987) Characteristics of 'best' and 'worst' clinical teachers as perceived by university nursing faculty and students. *Journal of Advanced Nursing*, **12**, 331−337.

Nunnally, J. C. & Bernstein, I. H. (1994) *Psychometric theory* (3rd ed.). McGraw−Hill.

Royal College of Nursing (2007) Guidance for mentors of nursing students and midwives An RCN toolkit. Retrieved January 1, 2009, from http://www.rcn.org.uk/__data/assets/pdf_file/0008/78677/002797.pdf

高垣マユミ（2006）教育力を高める教授法とは．教育と医学，**54**（9），46−53.

Tang, F., Chou, S. & Chiang, H. (2005) Students' Perceptions of Effective and Ineffective Clinical Instructors. *Journal of Nursing Education*, **44** (4), 187−192.

柳井晴夫・緒方裕光（2006）SPSS による統計データ解析．現代数学社.

吉田章宏（2005）教師と教育力．教育と医学，**54**（9），2−3.

Zimmerman, L. & Westfall, J. (1988) The Development and Validation of a Scale Measuring Effective Clinical Teaching Behaviors. *Journal of Nursing Education*, **27** (6), 274−277.

━━━━ 編 者 講 評 ━━━━

井部▶　保健師助産師看護師法（保助看法と略される）において「助産師」とは，厚生労働大臣の免許を受けて，助産または妊婦，じょく婦もしくは新生児の保健指導を行うことを業とする女子をいう（第 3 条）．さらに，教育の内容は，保健師助産師看護師学校養成所指定規則において規定される（第 3 条）.

とりわけ，助産師の養成教育では，学生は 10 例程度の分娩介助を行うことが要件とされ，臨床助産師の教育力（臨床指導実践能力）が重要であるという筆者の認識に基づいて，本研究の尺度開発が行われる．先行研究の概念枠組みを用いた 142 項目のアイテムを作成し，パイロットスタディ，予備調査，本調査を経て測定項目が 41 項目へと収束していくプロセスが詳述されわかりやすい．その結果，助産師の臨床指導実践能力は，[専門家としてのコンピテンシー]，[教育者としてのコンピテンシー]，[パーソナリティ特性] という 3 つの概念のもとに 7 つの下位概念によって構成された（表 9.4）.

本章は，筆者の姿がみえるくらい丁寧な尺度開発のプロセスが記述されていて興味深い．6 因子解を求めると尺度の信頼性が高まるのではないかという指摘があるが，評者は今回抽出された「助産師の臨床指導実践能力」の構成概念が，「保健師」や「看護師」の臨床指導に共通するのではないかと考えている．さらに，臨床指導に限定せずに広く「教員の教育力」への適用可能性とともに，教育力と学生への影響を知り，教育力を高めるための方略を考えることに発展させていくことが期待される．

柳井▶　21世紀になって，教育界においては，「教育力」が問い直されるようになった．本章は，臨床助産師は優れた教育力も兼ね備えられているべきという主張を，助産師の教育力という新しい潜在概念に導入して取り組んだ，若手助産師を育む臨床指導実践能力の開発に関する研究である．助産師の教育力を表す概念枠組みを［専門家としてのコンピテンシー］［教育者としてのコンピテンシー］［パーソナリティ特性］の3領域により分類し，それぞれの領域別因子分析によって得られた因子をまとめ，表9.4のように，7尺度41項目からなる尺度を開発した．なお，項目選定，統合の手順が非常にきめ細かく記載されている．ただし，採択項目の選定に関して因子負荷が0.4以上としたという記述があるが，表9.4によれば第V因子，項目56の因子負荷量は0.313と低い．7因子を1つ減らして6因子解を求めると，すべての尺度の信頼性も高くなり，より実用的な尺度ができる可能性がある．さらなる検討を期待したい．

10. 母親としての自信を測る

本章では，「『日本語版母親としての自信質問紙（Maternal Confidence Questionnaire）』の信頼性妥当性の検討．山梨県母性衛生学会誌　Vol.9（1）．2010．pp.34−40.（小林康江）」をもとに作成した質問紙を使った因子分析の調査結果を説明する．これは，2009年度に聖路加看護大学大学院博士後期課程に提出した博士論文と，「産後4ヵ月までの母親の『母親としての自信』を醸成する看護の開発」(2009年度科学研究費補助金（基盤研究（C)，課題番号21592798）の一部である．

10.1 母親としての自信

母親としての自信（maternal confidence）は，母親として子どもの世話をする中で，要求されることを実行し組織化する能力（Warren, 2005），自分にその能力があると感じるものであり（Seashore *et al.*, 1973；Pond & Kemp, 1992；Walker *et al.*, 1986b；Warren, 2005），母親の子どもの世話に対する能力の認識と関係する（Seashore *et al.*, 1973；Williams *et al.*, 1987；Pond & Kemp, 1992）．母親としての自信は，「母親が育児をすること，子どもを理解することができる能力を母親が認識していること」(Badr, 2005）である．そしてこれは，健康な母子関係の原動力であり，母親が有能でないと感じたり，母親役割について不確かであると感じたりしていると自信を感じるのは困難であり，自信は母親の適応に大きな価値がある（Badr, 2005）．例えば，産後1ヵ月の間に，子どもにあった育児ができると思える体験がある母親は，子どもから自分は必要とされていると感じ，子どもをかわいいと思っていた．さらに，自分は母親になったという気持ちをもてるようになっていた．しかし，そうした育児ができると思える体験のない母親は，子どもから拒否されていると感じ，自分自身を否定するようになっていた（小林，2006）．

母親としての自信をもつことは，母親同一性の獲得に影響する（Badr, 2005）．そして，母親にとって産後4ヵ月は，育児に対する自信が高まり（Mercer & Ferketich, 1995），母親としての同一性を獲得する時期である（Mercer, 2004, 2006）．つまり，出産後4ヵ月頃に，女性は母親になったと実感し，これには母親が感じる母親としての自信が影響する．

◆ 母親が自信を獲得する過程

母親は，出産後の4ヵ月の間，試行錯誤する育児の中で，自分なりの育児の方法を確立していく．そして，その中で子どもの成長を感じている．さらに，育児中心の生活から家事の実施や生活の範囲が拡大することで，自分自身の成長と母親であることを認識するようになる．この過程の中で，試行錯誤しながら子どもと自分にあった育児方法を確立することは，母親が自信をもって育児を行っていくための基本となるものである．そして，母親の自信を支えているのは，家族や友人，医療者など様々な人との関係であり，この関係性のなかで母親は，自分がこれでよいのだと思える確証を求め，自信を得ることにつながっていく（鈴木・小林，2009）．

◆ 母親としての自信に影響する要因

母親としての自信に影響する要因は，母親の身体的側面，心理的側面，社会的側面，子どもの状態の4つに大別することができる．

母親の身体的側面：　母親の年齢は，自信の有無とは関係がない（Kapp, 1998；Zahr, 1991b）という報告と，関係がある（Walker *et al.*, 1986b）という報告があり一定しない．国内においては，母親の満足度と年齢の関係において，年齢が高いほど，母親の育児に対する満足度が高いことが示されている（林田ほか，2000）．20～41歳の成熟女性の方が10代の母親に比べて，子どもの発達に関する知識レベルは高く，子どもの発達に関する知識があるほど，子どもの世話における自信が高くなる（Ruchala & James, 1997）．母親の産歴では，初産婦に比べて経産婦の方が，自信は高い（Walker *et al.*, 1986a；Zahr, 1993；Kapp, 1998）．入院中の母親の育児に関する自信は高い．しかし，育児の経験者として育児に熟練した母親であっても，常に自信を感じているわけではない（Bullock & Pridham, 1988）．入院中より退院後の方が，母親の自信は高く（Kapp, 1998），初産婦の方がこの傾向は著明である（Walker *et al.*, 1986a）．母親が子どもと過ごす時間とともに自信と能力は増加する（Hall *et al.*, 2002）．しかし，常に自信は上昇するものではなく，子どもの出来事に適応する最初の3ヵ月間は，母親の自信が変化している（Bullock & Pridham, 1988）．

母親の心理的側面：　子どもに対する母親の態度は，はじめて子どもを育てる母親の方が自信と相関がある（Walker *et al.*, 1986a）．はじめて子どもを育てる母親の自信は，授乳中の母子相互作用に影響を受け（Walker *et al.*, 1986b），母子関係の質と関係する（Koniak-Griffen & Verzemnieks, 1991）．母子の絆が形成されていることは，母親の育児に対する満足度を高める（林田ほか，2000）．子どもの要求の現れに対する母親の行動の調和は，産後2.5～3ヵ月の間では十分成し遂げられないことがある（Walker *et al.*, 1986b）．また，母子分離は母親の自信に負の影響がある．初産の場合，負の影響は経産より大きいが，初産婦，経産婦ともに自信の程度は低い．しかし，退院後1ヵ月では同じ程度の自信に到達する（Seashore *et al.*, 1973）

母親の自信は母親の自己認識，問題解決能力に大きく影響する（Bullock & Pridham, 1988）．また，自己評価が高い方が，育児に対する満足感が高い（大藪・前田，1994）．一方，特性不安や状態不安はともに，母親の自信と負の相関があるものの，年齢による差はない（Pond & Kemp, 1992）．

母親の社会的側面：　母親が受けている支援が母親の自信には影響し（Ruchala & James, 1997），支援に対する満足が少ないと自信が少ない（Zahr, 1991a）．母親学級は，母親役割の形成に重要な効果があり，子どもへの愛着の増強を通して，母親役割の達成に効果がある（Koniak-Griffen & Verzemnieks, 1991）．その一方で，乳児健診に対して「成長発達の確認」「悩みを相談できること」を期待する母親は母親としての自信が低い（炭谷・成瀬，2004）．さらに母親が頼りたいと思う人から否定的評価を受けることや，当惑するような助言を受けると母親の自信が揺らぐ（岡本・松岡，2003）．

はじめて子どもを育てる母親の自信は，母親の受けた教育に影響を受け，高学歴の方が育児に対する満足度が高く（大藪・前田，1994），自信も強い（Walker *et al.*, 1986b；Zahr, 1991b）．また，はじめて子どもを育てる母親の自信は，社会経済状況に影響を受け（Walker *et al.*, 1986b），家計の収入，社会支援が多い方が母親としての自信は高い（Zahr, 1991b）．

子どもの状態： 母親の自信と子どもの出生体重，出生週数，アプガースコア（出生直後の新生児の全身状態の観察法），呼吸管理の有無，入院期間の長短は関係がない（Zahr, 1991b）．しかし生後4ヵ月時点では，入院の長さ，体重，子どもの気質が影響する（Zahr, 1991a）．子どもの合併症が少ない方が母親としての自信は高く，正期産児と早期産児の母親を比べても母親としての自信に違いはない（Zahr, 1993）．

子どもの難しさを感じたり，子どもとの適応しにくさや子どもに対する予測のつかなさを感じる母親の方が自信は低く（Koniak-Griffen & Verzemnieks, 1991；Zahr, 1991b），反対に子どもが扱いやすいと感じる母親は育児に対する満足度が高い（大藪・前田，1994）．

◆ ま と め

母親としての自信をもつことは，母親の自我同一性，つまり母親同一性の獲得に影響する．しかし，何が女性から母親，1人の母親から2人以上の子どもの母親としての自信，母親同一性の獲得に影響している要因であるかは，明確にされていない．そこでこれらの要因を探索し，母親として自信，さらに母親同一性の獲得を円滑にする看護を提供することが，これから母親になる女性からも求められていると考える．

母親の自信を測定する尺度は，調査を計画していた2007年には国内に見あたらず，海外ではZahr（1991）によるMaternal Confidence Questionnaire（以下，MCQ）があった．そこで，MCQを翻訳し「日本語版母親としての自信質問紙」を作成し，下位尺度を作成する目的で因子分析を行った．その後，さらに，作成した下位尺度を用いて，産後4ヵ月までの母親としての自信の獲得に影響する要因に対する仮説モデルを立て，産後4ヵ月までの母親としての自信の獲得に影響する要因の関係性を検討した．ここでは，下位尺度の作成の詳細と産後1ヵ月と4ヵ月の比較について述べる．

10.2 尺度の概要

1）母親としての自信質問紙（MCQ）

母親としての自信質問紙（Maternal Confidence Questionnaire；以下MCQ）は，育児技能と，子どもの要求を見分ける能力の2つの観点から母親の自信を測定するものである．MCQは，14の質問項目で構成されている．これらの項目は，母親を対象とした類似の尺度に含まれる親の子どもの世話の行動項目を検討し，さらに作成者の臨床経験を加えて1985年に作成された（Zahr, 1991b）．回答方法は，「1．全くそうではない」から「5．いつも」の5件法で，得点は14～70点の範囲になる．逆転項目である問10，12を逆転処理*1したのち，合計した得点が高いほど，母親としての自信が高いことを示す（Zahr, 1991b）．

MCQ は，14 項目と項目数も少なく，技術ではなく子どもに対する母親の理解に関連する特定の項目を含み，早期産児，正期産児のどちらの母親にも適応できる利点がある（Zahr, 1991a, b, 1993；Badr, 2005）．さらに MCQ は，インドネシア語，スペイン語，ポルトガル語，中国語，台湾語，アラビア語，フランス語，ノルウェー語，オーストリア語の 9ヵ国語に翻訳使用されているという特徴がある（Badr, 2005）．

◆ 日本語版 Maternal Confidence Questionnaire（J-MCQ）の作成

MCQ を翻訳し，日本語版 Maternal Confidence Questionnaire（以下，J-MCQ）を作成した．著者である Lina Kurdahi Badr 氏に翻訳許諾を得た後，翻訳，逆翻訳を行い J-MCQ（案）を作成した（小林，2010）．

10.3 調 査 方 法

◆ 調 査 対 象

出生率，新生児訪問指導率から 3 つの地域を対象として，研究協力の承諾の得られた病院・診療所を調査対象施設とした．対象者は調査期間内に出産し，出産した子どもを育てる女性で，初産婦，経産婦，既婚，未婚，出生した子どもの出生週数，体重，健康状態は問わず同意が得られる方とした．

◆ データの収集と分析方法

(1) データ収集方法：妊娠 35 週以降の妊婦健診時，施設から質問紙の配付を行い，郵送法で回収した．この時点で産後 1ヵ月，4ヵ月の調査に同意する研究協力者に対して質問紙を個別に郵送し回収した．J-MCQ を調査したのは，産後 1ヵ月と 4ヵ月である．

(2) データ収集期間：2007 年 8 月から 2008 年 8 月．

(3) 測定用具：日本語版母親としての自信質問紙（J-MCQ）（表 10.1）

(4) データの分析：IBM SPSS Statistics 19.0，共分散構造分析ソフトウェア IBM SPSS Amos を使用した．

(5) 倫理的配慮：本調査は，縦断的調査であるため，個人を特定する必要があった．そのため，回答の自由および匿名性の配慮を確保するために，調査協力は任意であること，氏名・連絡先はコード化し管理すること，個人が特定できないようにするといった配慮を行った．さらに，所属施設の承認を得た．

---

*1 逆転処理は，『最大値＋最小値』から，その項目の数値を引き算することで処理できる．ここでは，最大値「5」に最小値「1」を加えた「6」からそれぞれの値を引き算することで求められる．例えば「5. いつも」の得点は，6－5＝1，「1. 決してない」の得点は，6－1＝5 という具合である．あるいは，SPSS の場合，「値の再割り当て」の機能を使い，5→1，4→2，2→4，1→5 と置き換えることもできる．因子分析だけであれば，必ず逆転処理しなければならないということはない．因子の解釈をするときに，因子負荷量がプラスなのか，マイナスなのか注意し，符号によって意味を解釈すれば済む．p.106 第Ⅳ因子の部分を参照．ただし，その後，信頼性係数クロンバック α を求めるためには，逆転させなければならないため，因子分析の場合も，逆転処理をすることが勧められる．

表 10.1　日本語版母親としての自信質問紙（J-MCQ）

あなたはご自分で「親としてこうありたい，ああしてあげたい」と思うように実行できていますか？
1から5のうち，あてはまると思う数字1つに○をつけて下さい．

項目	全くそうではない	たまに	ときどき	わりとよく	いつも
1. いつ子どもが私と遊びたいかがわかる	1	2	3	4	5
2. 他の誰より子どもの世話の仕方がわかる	1	2	3	4	5
3. 子どもの機嫌がよくない原因がわかる	1	2	3	4	5
4. 子どもが疲れて眠りたくてぐずるのがわかる	1	2	3	4	5
5. 子どもを安心させ，穏やかな気持ちにさせるにはどうしたらいいかがわかる	1	2	3	4	5
6. 子どもをお風呂に入れることができる	1	2	3	4	5
7. 月齢相応にちゃんと授乳することや離乳食を与えることができる	1	2	3	4	5
8. 子どもを抱っこすることができる	1	2	3	4	5
9. 子どものからだが悪そうなとき，すぐわかる	1	2	3	4	5
10. 育児中に子どもにイライラすることがある	1	2	3	4	5
11. 他のお母さんたちに子育てのことを上手に教えてあげられると思う	1	2	3	4	5
12. 子育て中の親は「労多くして報われない」と思う	1	2	3	4	5
13. けっこういい親になれそう，「母親業」にむいていると思う	1	2	3	4	5
14. 親となり，母親として子育てをしている自分に満足している	1	2	3	4	5

10.4 分　析　結　果

◆ 調査対象者数

因子分析などの多変量解析を行う場合は，分析に用いる変数の2倍以上の標本数が必要とされている（高木・林，2006）．母親としての自信質問紙は14項目だが，他の調査用紙と合わせると項目数は98項目になった．そこで調査対象者数は，最低200と考えた．

調査用紙は，2,371名に配布し，妊娠末期，産後1ヵ月，産後4ヵ月の3回の調査用紙に返答した者は349名だった．それぞれの質問紙に対して85%未満*2の回答率のものを分析対象から除外した結果，分析対象者は341名（有効回答率97.7%）となった．有効回答とした341名のうち，無回答については，欠損値の補完，さらに問10と問12の逆転項目は，逆転処理を行った．

◆ 対象者の背景

平均年齢は32.0歳（SD＝4.6），調査用紙の記載時の平均妊娠週数は35.6週（SD＝1.5）だった．出産歴は，初産婦193名（56.6%），経産婦148名（43.4%），283名（83.0%）は経腟分娩だった．初産婦のうち85名，経産婦の65名合わせて150名（44.0%）は有職者で，両群に差はなかった．家族構成は，核家族が264名（77.4%）だった．母親・夫の実家が同一県内であるものが半数を占めていた．出産後，実家に里帰りをした168名中，初産婦は113名（67.3%）おり，経産婦に比べて初産婦は里帰りをする割合が高かった（$\chi^2=15.715$，$df=1$，P

*2　有効回答は，分析可能な回答のことをいう．多くの場合は，質問項目の記入漏れ，つまり欠損値があるものを除く．この分析可能とするかどうかに明確な基準はない．では，なぜ筆者が85%としたのか．それは，調査用紙に含まれるもっとも少ない質問項目が8項目だったため，これを基準に8項目中1項目に無回答の場合87.5%，2項目無回答の場合75%と考え，1項目無回答を有効回答にすることを決めた．そしてその後，欠損値については，重回帰分析を用いて補完した．欠損値を補完する簡単な方法は，調査項目の平均値を無回答の回答とすることである．

表 10.2 母親としての自信質問紙の記述統計量（N＝341）

質問項目	産後１ヵ月					産後４ヵ月				
	平均値	標準偏差	中央値	最小値	最大値	平均値	標準偏差	中央値	最小値	最大値
問 1 いつ子どもが私と遊びたいかがわかる	2.96	1.11	3	1	5	3.85	0.73	4	1	5
問 2 他の誰より子どもの世話の仕方がわかる	2.96	1.28	3	1	5	3.70	1.07	4	1	5
問 3 子どもの機嫌がよくない原因がわかる	3.39	0.88	4	1	5	3.77	0.62	4	1	5
問 4 子どもが疲れて眠りたくてぐずるのがわかる	3.53	1.00	4	1	5	4.23	0.64	4	1	5
問 5 子どもを安心させ，穏やかな気持ちにさせるにはどうしたらいいかがわかる	3.30	0.95	3	1	5	3.94	0.73	4	1	5
問 6 子どもをお風呂に入れることができる	4.19	1.19	5	1	5	4.41	1.01	5	1	5
問 7 月齢相応にちゃんと授乳することや離乳食を与えることができる	4.04	0.89	4	1	4	4.21	0.77	4	1	4
問 8 子どもを抱っこすることができる	4.83	0.41	5	1	5	4.84	0.48	5	1	5
問 9 子どものからだが悪そうなとき，すぐわかる	3.42	1.03	4	1	5	3.85	0.82	4	1	5
問 10 育児中に子どもにイライラすることがある（逆）	3.77	0.92	2	1	5	3.88	0.83	2	1	5
問 11 他のお母さんたちに子育てのことを上手に教えてあげられると思う	2.42	0.95	2	1	5	2.70	0.91	3	1	5
問 12 子育て中の親は「労多くして報われない」と思う（逆）	4.48	0.80	1	1	5	4.42	0.87	1	1	5
問 13 けっこういい親になれそう，「母親業」にむいていると思う	2.81	0.98	3	1	5	3.09	0.96	3	1	5
問 14 親となり，母親として子育てをしている自分に満足している	3.67	1.04	4	1	5	3.95	0.94	4	1	5

＝0.000）．産後1ヵ月時点で母乳栄養を行っている母親は186名（54.5%），生後4ヵ月時点では212名（62.2%）だった．

◆ 産後1ヵ月と4ヵ月のJ−MCQ記述統計

産後1ヵ月，4ヵ月における各J−MCQの各項目の平均値と標準偏差を表10.2と図10.1に示す．天井効果，フロア効果について確認すると，「問8. 子どもを抱っこすることができる」については産後1ヵ月では4.83＋0.41，産後4ヵ月では4.83＋0.48だった．「問2. 子どもをお風呂に入れることができる」については産後1ヵ月では4.19＋1.19，産後4ヵ月では4.41＋1.01だった．これら2つの設問は，産後1ヵ月，4ヵ月ともに天井効果が認められた．一方，すべての項目について，フロア効果はなかった．

◆ 因子分析の方法

因子分析は，産後1ヵ月と産後4ヵ月それぞれのデータに分けて行った．因子分析の方法は，最尤法*3，プロマックス回転（斜交回転），固有値1を選択した．因子分析の結果，産後1ヵ月および産後4ヵ月の因子数は，それぞれ3因子と4因子構造になった（表10.3，10.4）．ここでは，産後1ヵ月，4ヵ月それぞれの下位尺度ごとの信頼性係数の結果も示す．

◆ 因子数の決定法

同一の質問紙を同じ対象に使用しても，調査の時期が異なると因子分析の結果が異なる．既存の尺度を使った場合，独自に因子分析を行わずに，すでに報告されている因子にそって下位

*3 最尤法を選択した理由は，産後4ヵ月までの母親としての自信の獲得に影響する要因に対する仮説モデルを立て，産後4ヵ月までの母親としての自信の獲得に影響する要因の関係性を検討するためである．共分散構造分析を実施する場合は，最尤法を選択することがすすめられている．

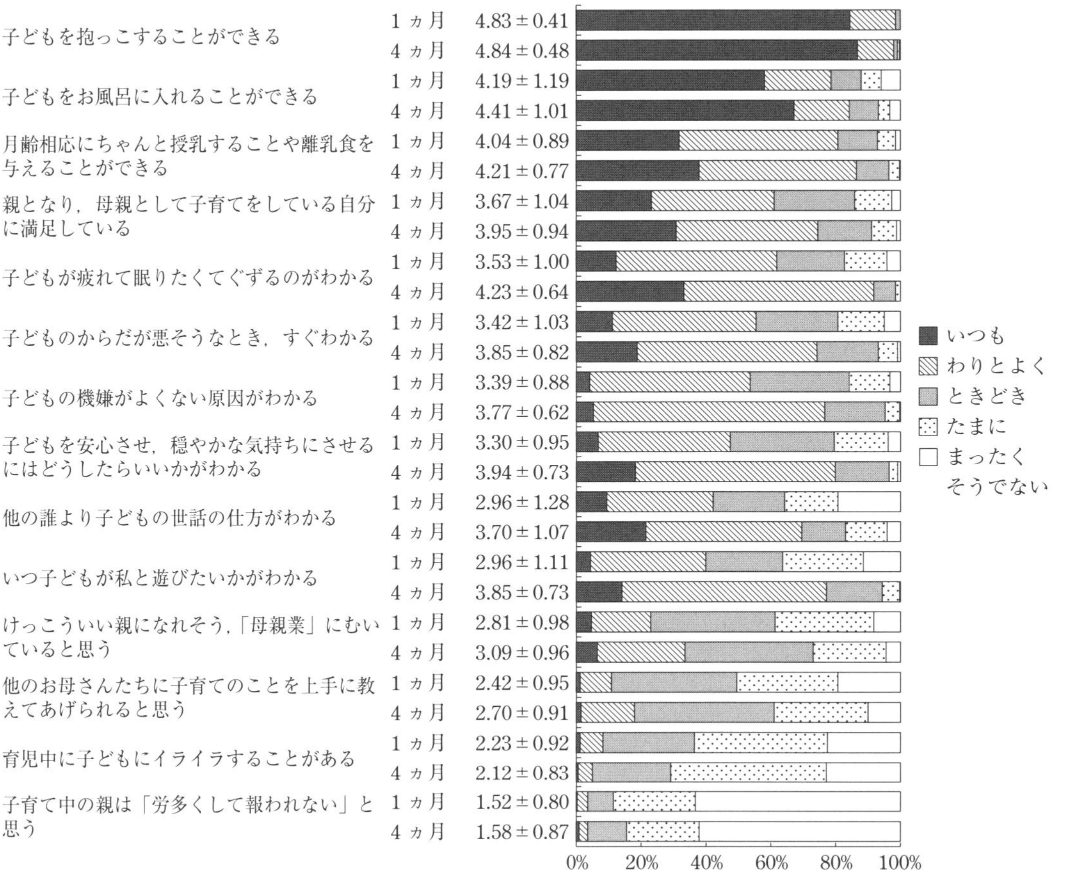

注）肯定順に項目を並べ変え

図10.1　母親としての自信質問紙の記述統計量と回答傾向

尺度を作成することが多い．また，調査者が因子分析をすると，すでに報告されているものと同じ因子構造にならないことがある．

MCQを使用した調査結果から，MCQは3つの下位概念があるといわれている．それは，知識，手技（task），感情である．しかし，J-MCQの因子分析の結果，産後1ヵ月，産後4ヵ月ともに，3つの下位概念にはならなかった．そこで，さらに産後1ヵ月と4ヵ月のデータを結合させて因子分析を行った（表10.5）．因子負荷量をみると，産後1ヵ月の因子分析では，負荷量の低い項目はなかった．産後4ヵ月では，「問11. 他のお母さんたちに子育てのことを上手に教えてあげられると思う」が0.325と低い負荷量であった（表10.4参照）．また，産後1ヵ月と4ヵ月を結合した表10.5の結果では，産後4ヵ月と同様に，問11が0.361，さらに「問10. 育児中に子どもにイライラすることがある」が0.343と低い値であった．因子負荷量は，同じ因子に分類された他の項目とその項目との関係の強さ，相関係数に相当するので問10・11は，該当する因子の中での関係性が弱いということになる．

表 10.3 日本語版母親としての自信質問紙：因子分析と信頼性係数（1ヵ月）

因子名	項目	構造	因子 I	因子 II	因子 III	α係数 尺度全体	α係数 下位尺度
子どものことがわかる	問3 子どもの機嫌がよくない原因がわかる	知識	.849	−.144	.089	.837	.814
	問4 子どもが疲れて眠りたくてぐずるのがわかる	知識	.763	−.126	.033		
	問1 いつ子どもが私と遊びたいかがわかる	知識	.734	.007	−.100		
	問5 子どもを安心させ，穏やかな気持ちにさせるにはどうしたらいいかがわかる	知識	.563	.234	.050		
子どもの世話ができる	問9 子どものからだが悪そうなとき，すぐわかる	知識	.193	.624	−.129		.718
	問11 ほかのお母さんたちに子育てのことを上手に教えてあげられると思う	感情	.057	.587	.130		
	問8 子どもを抱っこすることができる	手技	−.136	.475	−.095		
	問2 他の誰より子どもの世話の仕方がわかる	知識	.408	.446	−.048		
	問7 月齢相応にちゃんと授乳することや離乳食を与えることができる	手技	.111	.412	.072		
	問6 子どもをお風呂に入れることができる	手技	−.018	.408	−.169		
母親として満足し安定している	問14 親となり，母親として子育てをしている自分に満足している	感情	−.048	.022	.847		.642
	問13 けっこういい親になれそう，「母親業」にむいていると思う	感情	−.024	.108	.640		
	問12 子育て中の親は「労多くして報われない」と思う	感情	−.042	−.141	−.470		
	問10 育児中に子どもにイライラすることがある	感情	.146	−.268	−.410		
		因子相関行列	I	II	III		
		I	—	.784	.471		
		II		—	.563		
		III			—		

表 10.4 日本語版母親としての自信質問紙：因子分析と信頼性係数（4ヵ月）

因子名	項目	構造	因子 I	因子 II	因子 III	因子 IV	α係数 尺度全体	α係数 下位尺度
子どもにあった世話の仕方がわかる	問3 子どもの機嫌がよくない原因がわかる	知識	.881	−.229	−.167	.133	.798	.815
	問2 他の誰より子どもの世話の仕方がわかる	知識	.703	.234	−.165	−.205		
	問5 子どもを安心させ，穏やかな気持ちにさせるにはどうしたらいいかがわかる	知識	.655	.049	.084	.019		
	問4 子どもが疲れて眠りたくてぐずるのがわかる	知識	.582	−.058	.123	.088		
	問1 いつ子どもが私と遊びたいかがわかる	知識	.569	.120	−.040	.092		
	問9 子どものからだが悪そうなとき、すぐわかる	知識	.473	−.070	.324	−.036		
	問11 他のお母さんたちに子育てのことを上手に教えてあげられると思う	感情	.325	.289	.109	−.188		
母親である自分に満足している	問14 親となり，母親として子育てをしている自分に満足している	感情	−.125	.764	−.007	.182		.696
	問13 けっこういい親になれそう，「母親業」にむいていると思う	感情	.110	.653	−.004	.105		
子どもの世話ができる	問6 子どもをお風呂に入れることができる	手技	−.102	−.026	.604	−.034		.510
	問7 月齢相応にちゃんと授乳することや離乳食を与えることができる	手技	.203	.002	.486	.008		
	問8 子どもを抱っこすることができる	手技	−.053	.040	.457	.085		
母親として気持ちが安定している	問10 育児中に子どもにイライラすることがある	感情	.200	.089	.009	−.522		.420
	問12 子育て中の親は「労多くして報われない」と思う	感情	−.076	.195	.027	−.414		
		因子相関行列	I	II	III	IV		
		I	—	.456	.486	.043		
		II		—	.344	.163		
		III			—	.045		
		IV				—		

表 10.5　日本語版母親としての自信質問紙：因子分析（1ヵ月と4ヵ月を結合）

因子名	項目	構造	因子		
			Ⅰ	Ⅱ	Ⅲ
子どもにあった世話の仕方がわかる	問1　いつ子どもが私と遊びたいかがわかる	知識	.835	−.044	−.133
	問3　子どもの機嫌がよくない原因がわかる	知識	.835	−.048	−.119
	問5　子どもを安心させ，穏やかな気持ちにさせるにはどうしたらいいかがわかる	知識	.771	.019	.035
	問4　子どもが疲れて眠りたくてぐずるのがわかる	知識	.752	−.042	−.043
	問2　他の誰より子どもの世話の仕方がわかる	知識	.727	.030	.032
	問9　子どものからだが悪そうなとき、すぐわかる	知識	.456	−.088	.373
	問11　他のお母さんたちに子育てのことを上手に教えてあげられると思う	感情	.361	.170	.206
母親として満足し安定している	問14　親となり，母親として子育てをしている自分に満足している	感情	−.035	.836	−.004
	問13　けっこういい親になれそう，「母親業」にむいていると思う	感情	.143	.643	−.038
	問12　子育て中の親は「労多くして報われない」と思う	感情	−.173	−.414	.021
	問10　育児中に子どもにイライラすることがある	感情	.053	−.343	−.056
子どもの世話ができる	問7　月齢相応にちゃんと授乳することや離乳食を与えることができる	手技	.100	.052	.521
	問6　子どもをお風呂に入れることができる	手技	−.051	−.094	.513
	問8　子どもを抱っこすることができる	手技	−.128	.021	.465
		因子相関行列	Ⅰ	Ⅱ	Ⅲ
		Ⅰ	—	.498	.657
		Ⅱ		—	.417
		Ⅲ			—

◆ 因子の解釈

最初に，因子数が多い4ヵ月の因子の解釈を行い，それを基準に産後1ヵ月と産後1ヵ月・4ヵ月の結合データの解釈を行った．産後4ヵ月の因子分析の結果（表10.4），第Ⅰ因子は7項目で構成されていた．原版の母親としての自信質問紙の［知識］6項目すべてと，［感情］である「問11. 他のお母さんたちに子育てのことを上手に教えてあげられると思う」である．「問3. 子どもの機嫌がよくない原因がわかる」，「問2. 他の誰より子どもの世話の仕方がわかる」といった項目が高い負荷量を示していたため，〈子どもにあった世話の仕方がわかる〉因子と命名した．

第Ⅱ因子は，3項目で構成され，原版の母親としての自信質問紙の［感情］5項目のうち2項目が集約された．「問14. 親として，母親として子育てをしている自分に満足している」といった項目が含まれるため〈母親である自分に満足している〉因子と決めた．

第Ⅲ因子は，3項目で構成され，原版の母親としての自信質問紙の［手技（task）］3項目が該当した．ここでは，抱っこができる，お風呂に入れることができるといった内容が含まれ〈子どもの世話ができる〉因子とした．

第Ⅳ因子は，2項目で構成され，第2因子に集約された3項目以外の原版の母親としての自信質問紙の［感情］2項目で構成されていた．「問10. 育児中に子どもにイライラすることがある」，「問12. 子育て中の親は『労多くして報われない』と思う」の因子負荷量をみると−（マイナス）になっている*4．つまり，「問10. 育児中に子どもにイライラすることがある」，「問12. 子育て中の親は『労多くして報われない』と思う」は，育児中のイライラ感や，報われなさが“ない”といった内容を示す．そこで，イライラすることがなく，報われないと思う気持ちもないことから，〈母親として気持ちが安定している〉因子と命名した．

産後1ヵ月と4ヵ月の比較の検討のため，産後1ヵ月と産後4ヵ月のデータを結合させた因子

*4　分析前に逆転処理を行ったデータと逆転処理をしないデータそれぞれのデータで因子分析を行うと，処理しないデータと逆転処理をしたデータの結果は，＋と−の符号が逆になる．

表 10.6　母親としての自信質問紙：産後 1・4ヵ月の信頼性係数

		α係数	
		1ヵ月	4ヵ月
質問紙全体		.837	.798
第Ⅰ因子	子どもにあった世話の仕方がわかる	.870	.815
第Ⅱ因子	母親として満足し安定している	.642	.634
第Ⅲ因子	子どもの世話ができる	.373	.510

分析の結果から下位尺度を作成した．多少の項目の入れ替わりがあるものの，第Ⅰ因子は，問 1，3，5の「わかる」という設問が含まれているため〈子どもにあった世話の仕方がわかる〉因子と命名した．産後1ヵ月の第2因子，産後4ヵ月の第3因子は，問6，8の「できる」という設問が該当するため，〈子どもの世話ができる〉因子とした．さらに，残りの1因子については，原版の［感情］の項目が含まれるので，〈母親として満足し安定している〉因子とした．

◆ 下位尺度の作成と信頼性係数α

作成した下位尺度をもとに，それぞれの内的整合性を検討するために信頼性係数を求めた（表 10.6）．尺度全体の信頼性係数αは，産後1ヵ月では，α＝0.837，産後4ヵ月では，α＝0.798 だった．

◆ 項目と下位尺度による産後1ヵ月と4ヵ月の関係

項目ごとと産後1・4ヵ月の結合データから求めた下位尺度から，産後1ヵ月と4ヵ月の関係性をみた（表 10.7）．相関については，「問 1．いつ子どもが私と遊びたいかがわかる」「問 3．子どもの機嫌がよくない原因がわかる」「問 8．子どもを抱っこすることができる」を除いた項目および下位尺度に，かなり相関が認められた．また，項目すべてにおいて，産後1ヵ月と産後4ヵ月の間では，産後1ヵ月より産後4ヵ月の得点が上昇するという差が認められた．問 10と12は逆転項目であり，得点が上昇していることは，イライラしない，労多くして報われないと思わないと思うように変化していることを示す．つまり，産後1ヵ月から4ヵ月の間に，母親は子どもにあった世話の仕方がわかるようになり，世話ができ，母親として気持ちが安定してくるように変化することがわかった．

◆ 確認的因子分析

次に，産後1ヵ月と4ヵ月のデータそれぞれについて，因子構造を確かめるために共分散構造分析ソフトウェア Amos を用いて確認的因子分析を行った．はじめに，産後1ヵ月について，探索的因子分析の結果から得られた3因子，産後1ヵ月と4ヵ月の結合データから得られた3因子，最後に原版に沿った3因子それぞれで，すべての因子間に共分散を仮定したモデルを作成し分析を行った．最も適合度が高かったものは，産後1ヵ月の探索的因子分析の結果から得られたもので，適合度指標は，GFI＝0.935，AGFI＝0.908 であった（図 10.2）．次に，産後4ヵ月のデータについても，産後1ヵ月と同様に3つのモデルを作成し因子分析を行った．ここでも最も適合度が高かったものは，産後4ヵ月の探索的因子分析の結果から得られたもので，適合度指標は，GFI＝0.937，AGFI＝0.906 であった（図 10.3）．

表 10.7　母親としての自信質問紙の統計量と産後 1・4ヵ月ペアの相関係数・平均値の比較（$n=341$）

項目			Mean	SD	r	p	対応サンプルの差		t 値	p
							Mean	SD		
ペア	1m	問 1 いつ子どもが私と遊びたいかがわかる	2.96	1.11	.35	.000	−0.89	1.09	−15.020	.000
	4m	問 1 いつ子どもが私と遊びたいかがわかる	3.85	0.73						
ペア	1m	問 2 他の誰より子どもの世話の仕方がわかる	2.96	1.28	.55	.000	−0.73	1.13	−11.951	.000
	4m	問 2 他の誰より子どもの世話の仕方がわかる	3.70	1.07						
ペア	1m	問 3 子どもの機嫌がよくない原因がわかる	3.39	0.88	.35	.000	−0.38	0.88	−8.013	.000
	4m	問 3 子どもの機嫌がよくない原因がわかる	3.77	0.62						
ペア	1m	問 4 子どもが疲れて眠りたくてぐずるのがわかる	3.53	1.00	.42	.000	−0.71	0.94	−13.972	.000
	4m	問 4 子どもが疲れて眠りたくてぐずるのがわかる	4.23	0.64						
ペア	1m	問 5 子どもを安心させ，穏やかな気持ちにさせるにはどうしたらいいかがわかる	3.30	0.95	.47	.000	−0.64	0.89	−13.263	.000
	4m	問 5 子どもを安心させ，穏やかな気持ちにさせるにはどうしたらいいかがわかる	3.94	0.73						
ペア	1m	問 6 子どもをお風呂に入れることができる	4.19	1.19	.42	.000	−0.23	1.20	−3.494	.001
	4m	問 6 子どもをお風呂に入れることができる	4.41	1.01						
ペア	1m	問 7 月齢相応にちゃんと授乳することや離乳食を与えることができる	4.04	0.89	.47	.000	−0.17	0.86	−3.564	.000
	4m	問 7 月齢相応にちゃんと授乳することや離乳食を与えることができる	4.21	0.77						
ペア	1m	問 8 子どもを抱っこすることができる	4.83	0.41	.33	.000	−0.01	0.52	−0.192	.848
	4m	問 8 子どもを抱っこすることができる	4.84	0.48						
ペア	1m	問 9 子どものからだが悪そうなとき，すぐわかる	3.42	1.03	.51	.000	−0.43	0.93	−8.591	.000
	4m	問 9 子どものからだが悪そうなとき，すぐわかる	3.85	0.82						
ペア	1m	問 10 育児中に子どもにイライラすることがある（逆）	3.77	0.92	.51	.000	0.11	0.87	2.422	.016
	4m	問 10 育児中に子どもにイライラすることがある（逆）	3.88	0.83						
ペア	1m	問 11 他のお母さんたちに子育てのことを上手に教えてあげられると思う	2.42	0.95	.61	.000	−0.28	0.82	−6.281	.000
	4m	問 11 他のお母さんたちに子育てのことを上手に教えてあげられると思う	2.70	0.91						
ペア	1m	問 12 子育て中の親は「労多くして報われない」と思う（逆）	4.48	0.80	.46	.000	−0.06	0.87	−1.251	.212
	4m	問 12 子育て中の親は「労多くして報われない」と思う（逆）	4.42	0.87						
ペア	1m	問 13 けっこういい親になれそう，「母親業」にむいていると思う	2.81	0.98	.58	.000	−0.28	0.89	−5.789	.000
	4m	問 13 けっこういい親になれそう，「母親業」にむいていると思う	3.09	0.96						
ペア	1m	問 14 親となり，母親として子育てをしている自分に満足している	3.67	1.04	.54	.000	−0.28	0.95	−5.401	.000
	4m	問 14 親となり，母親として子育てをしている自分に満足している	3.95	0.94						
ペア	1m	母親としての自信質問紙合計得点	49.77	7.76	.69	.000	−5.08	5.70	−16.450	.000
	4m	母親としての自信質問紙合計得点	54.84	6.09			−5.08	5.70	−16.450	.000
ペア	1m	「子どもにあった世話の仕方がわかる」下位尺度得点	3.14	0.78	.67	.000	−0.58	0.58	−18.519	.000
	4m	「子どもにあった世話の仕方がわかる」下位尺度得点	3.72	0.55			−0.63	0.63	−18.426	.000
ペア	1m	「母親として満足し安定している」下位尺度得点	3.68	0.65	.62	.000	−0.15	0.55	−5.108	.000
	4m	「母親として満足し安定している」下位尺度得点	3.84	0.62			−0.13	0.60	−4.088	.000
ペア	1m	「子どもの世話ができる」下位尺度得点	4.35	0.59	.46	.000	−0.13	0.60	−4.090	.000
	4m	「子どもの世話ができる」下位尺度得点	4.48	0.56			−0.03	0.65	−0.795	.000

また，産後 1ヵ月と 4ヵ月の結合データから得られた適合度指標はそれぞれ 2 番目に高かった．GFI，AGFI は，モデルの適合度を表し，完全に適合していれば 1 となる．RMSEA も同様で，0.10 以下ならばよいモデルと判断でき，0.05 未満の場合モデルのあてはまりがよく，0.1 を超える場合は，上手く適合していない可能性があり採択しない．この結果から，産後 1ヵ月と 4ヵ月の比較や，さらに母親としての自信の獲得に影響する要因を求める仮説モデルを立てる場合には，産後 1ヵ月と 4ヵ月の結合データから得られた因子分析の結果をもとに下位尺度

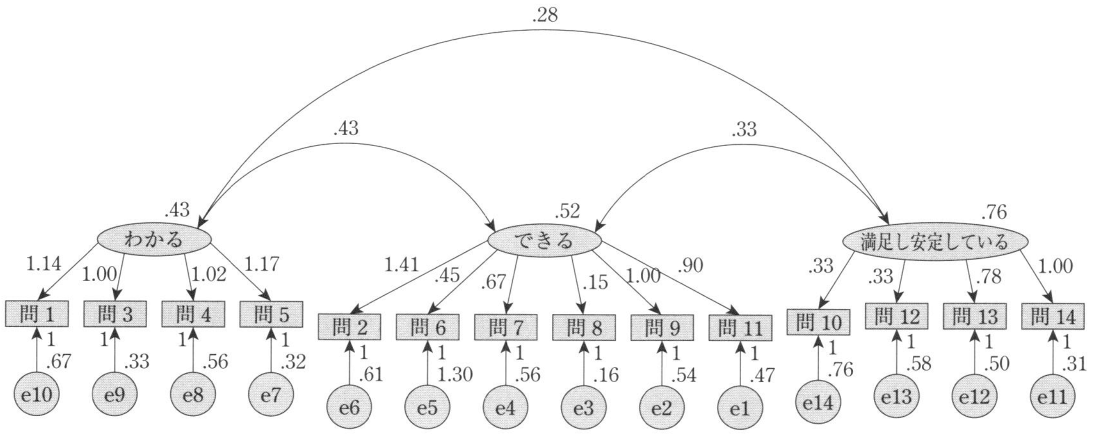

χ^2 値 = 174.062, P 値 = .000, GFI = .935, AGFI = .908, RMSEA = .063

図 10.2　産後 1 ヵ月の J–MCQ の確認的因子分析（標準化推定値）

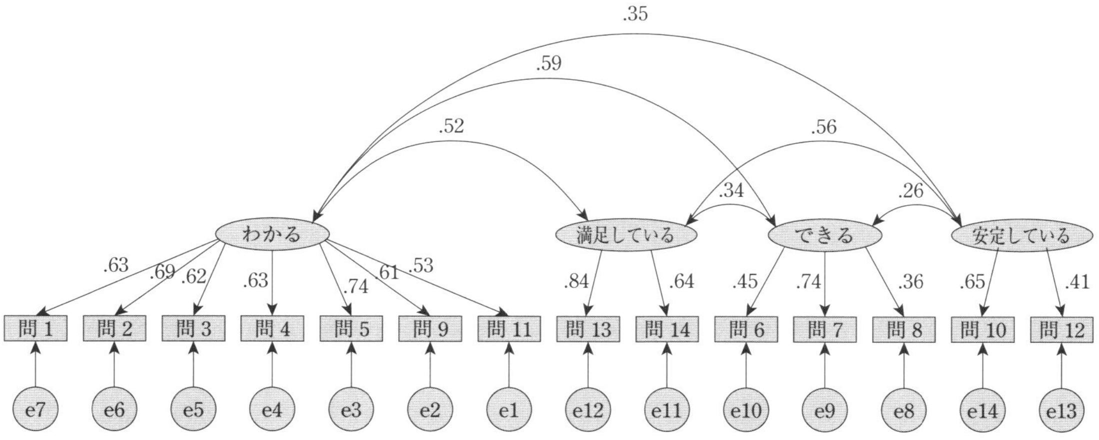

χ^2 値 = 164.956, P 値 = .000, GFI = .937, AGFI = .906, RMSEA = .062

図 10.3　産後 4 ヵ月の J–MCQ の確認的因子分析（標準化推定値）

を作成することの妥当性が示されたと考える.

10.5 お わ り に

最終的に，因子分析から下位尺度を作成し，産後 4ヵ月までの母親としての自信の獲得に影響する要因に対する仮説モデルを立て，共分散構造分析（構造方程式モデリング）を用いて検討した．その結果，産後 4ヵ月の母親としての自信に強く影響する要因は，産後 1ヵ月の「母親としての自信」であった．そして産後 1ヵ月の母親としての自信には，「産後 1ヵ月までのケア」が影響していた．「産後 1ヵ月までのケア」では，母親の話を傾聴する“デブリーフィング”，“育児の保証”が強く影響していた．つまり産後 4ヵ月までの【「母親としての自信」を醸成する看護ケア】として，産後 1ヵ月までの母親に対して，“デブリーフィング”“育児の保証”という看護を提供することの有効性が示唆された.

文　献

Badr, L. K.（2005）Further psychometric testing and use of the maternal confidence questionnaire. *Issues in Comprehensive Pediatric Nursing*, **28**, 163－174.

Bullock, C. B. & Pridham, K. F.（1988）Sources of maternal confidence and uncertainty and perception of problem－solving competence. *Journal of Advanced Nursing*, **13**, 321－329.

Hall, W., Shearer, K., Mogan, J. & Berkiwitz, J.（2002）Weighing preterm infants before & after breastfeeding : does it increase maternal confidence and competence? *The American Journal of Maternal Child Nursing*, **27**（6）, 318－327.

林田りか・島田友子・濱　耕子 他（2000）育児と QOL（第一報）―授乳期の育児と QOL の現実と調査票作成．県立長崎シーボルト大学，創刊号，21－34.

Kapp, M.（1998）Mothers' perception of confidence with self－care and infant care. *Journal of Perinatal Education*, **7**（4）, 17－25.

Keating－Lefler, R. & Wilson, M. E.（2004）The experience of becoming a mother for single, unpartnered, Medicaid－eligible, first－time mothers. *Journal of Nursing Scholarship*, **36**（1）, 23－29.

小林康江（2006）産後 1 か月の母親が「できる」と思える子育ての体験．日本母性衛生学会誌，**47**（1），117－124.

小林康江（2010）「日本語版母親としての自信質問紙（Maternal confidence questioner）」の信頼性妥当性の検討．山梨県母性衛生学会誌，**9**（1），34－40.

Koniak－Griffen, D. & Verzemnieks, I.（1991）Effect of nursing intervention on adolescents' maternal role attainment. *Issues in Comprehensive Pediatric Nursing*, **14**, 121－138.

Mercer, R. T. & Ferketich, S. L.（1995）Experienced and inexperienced mothers' maternal competence during infancy. *Research in Nursing & Health*, **18**（4）, 333－343.

Mercer, R. T.（2004）Becoming a mother versus maternal role attainment. *Journal of Nursing Scholarship*, **36**（3）, 226－232.

Mercer, R. T.（2006）Nursing support of the process of becoming a mother. *Journal of Obstetric, Gynecologic, and Neonatal Nursing*, **35**（5）, 649－651.

岡本美和子・松岡　恵（2003）出産後 1～2 カ月における児の持続する泣きに直面した初産婦の危機状態．日本女性心身医学会雑誌，**8**（1），85－92.

大藪　泰，前田忠彦（1994）乳児を持つ母親の育児満足感の形成要因 1．小児保健研究，**53**（6），826－834.

Pond, E. F. & Kemp, V. H.（1992）A comparison between adolescent and adult women on prenatal anxiety and self－confidence. *Maternal－Child Nursing Journal*, **20**（1）, 11－20.

Ruchala, P. L. & James, D. G.（1997）Social support, Knowledge of infant development, and maternal confidence among adolescent and adult mothers. *Journal of Gynecology and Neonatal Nursing*, **26**（6）, 658－689.

Seashore, M. J., Leifer, A. D., Barett, C. R. & Leiderman, P. H.（1973）The effects of denial of early mother－infant interaction on maternal self－confidence. *Journal Personality and Social Psychology*, **26**（3）, 369－378.

炭谷靖子・成瀬　優（2004）母親の乳児集団健診に対する期待に関わる要因．富山医科薬科大学看護学会誌，**2**，17－27.

鈴木由起乃・小林康江（2009）産後 4ヶ月の母親が母親としての自信を得るプロセス．日本助産学会誌，**23**（2），251－260.

高木廣文・林　邦彦（2006）8 章 サンプルサイズの求め方．エビデンスのための看護研究の読み方・進め方．中山書店，pp. 106－111.

Walker, L. O., Craim, H. & Thompson, E.（1986a）Maternal role attainment and identity in the postpartum period : Stability and change. *Nursing Research*, **35**（2）, 68－71.

Walker, L. O., Craim, H. & Thompson, E.（1986b）Mothering behavior and maternal role attainment during the postpartum period. *Nursing Research*, **35**（6）, 352－332.

Warren, P. L.（2005）First－time mothers : Social support and confidence in infant care. *Journal of Advanced Nursing*, **50**（5）, 479－488.

Williams, T. M., Joy, L. A., Travis, L., Cotowiec, A., Blum－Steele, M., Aiken, L. S., Painter, S. L. & Davidson, S. M.（1987）Transition to motherhood : A longitudinal study. *Infant Mental Health Journal*, **8**（3）, 251－265.

Zahr, L. K.（1991a）Correlates of maternal－infant interaction in premature infant from low socioeconomic backgraounds. *Pediatric Nursing*, **17**（3）, 259－263.

Zahr, L. K.（1991b）The relationship between maternal confidence and mother－infant behaviors in premature infants. *Research in Nursing & Health*, **14**, 279－286.

Zahr, L. K.（1993）The confidence of latina mothers in the care of their low birth weight infants. *Research in*

Nursing & Health, **16**, 335–342.

━━━━ 編 者 講 評 ━━━━

井部▶　「母親としての自信」を測る尺度は，すでに海外で開発されていたMaternal Confidence Questionnaire（MCQ）（Zahr, 1991）を，著者であるLina Kurdah : Badr氏に翻訳の許諾を得て，翻訳，逆翻訳を行なって作成した日本語版MCQ（J–MCQ）である．J–MCQは「日本語版母親としての自信質問紙」という測定用具となった．ちなみに，MCQは，14項目から構成され，技術だけでなく子どもに対する母親の理解に関連する特定の項目を含み，早期産児，正期産児のどちらの母親にも適応できる利点がある他，インドネシア語，スペイン語，ポルトガル語，中国語，台湾語，アラビア語，フランス語，ノルウェー語，オーストリア語の9ヵ国語に翻訳されていると筆者は記している．

J–MCQを用いた日本の母親の自信度は341名の回答結果を分析したものである．

産後1か月の因子分析では，〈子どものことがわかる〉〈子どもの世話ができる〉〈母親として満足し安定している〉の3因子が抽出された（α係数0.837）．産後4ヶ月の因子分析では，〈子どもにあった世話の仕方がわかる〉〈母親である自分に満足している〉〈子どもの世話ができる〉〈母親として気持ちが安定している〉の4因子となった（α係数0.798）．産後1ヶ月と4ヶ月を結合させた因子分析では，〈子どもにあった世話の仕方がわかる〉〈母親として満足し安定している〉〈子どもの世話ができる〉の3因子に変化している．この結果から，母親としての自信は，知識，手技，感情の3つの要素から構成されていることが確認された．

産後のケアを担う助産師や看護師のアウトカム指標として「母親としての自信」を測る尺度は汎用性が高い．

柳井▶　同一人に対する産後1ヵ月，産後4ヵ月のデータ，および，産後1ヵ月と4ヵ月をまとめた母親としての自信に関する質問紙データについて記述統計，因子分析，および確認的因子分析の結果が示されており，興味深い結果が読みとれる．各項目の平均値は産後1ヵ月に比べ産後4ヵ月の方が大きくなっているが，標準偏差は産後1ヵ月の方が大きい．10.3節で示した変動係数を求めると，すべての項目について，変動係数は産後1ヵ月の方が大きくなっている．つまり，産後1ヵ月に比べ，産後4ヵ月の方が，バラツキが小さくなっていることがわかる．また，産後1ヵ月と4ヵ月の因子分析結果を比較すると，「子どものことがわかる」，「子どもの世話ができる」の因子間相関が0.784, 0.486と産後4ヵ月の方が1ヵ月に比べてきわめ小さくなっていることに注意すべきである．

11. 医師と看護師の協働を測る

本章では,「急性期病院における医師–看護師協働尺度の開発（宇城令．2006 年度聖路加看護大学大学院博士論文)」をもとに，その実際について述べる.

11.1 医師と看護師の協働

現代医療においては,「チーム医療」という医療提供のあり方が必須となっている．このチームが機能するかどうかは職種間の協働の程度に左右されるといっても過言ではない.

欧米においてこれまで多くの「協働」に関する尺度が開発されてきたが（Weiss & Davis, 1985；Stichler, 1990；Baggs, 1994；Anderson, 1996；Heinemann *et al.*, 1999；Hojat *et al.*, 1999；Copnell *et al.*, 2004），主に測定されたものは「信頼」や「対等性」「コミュニケーションのよさ」などの両者の相互作用や関係性を中心とした内容であった．そのため個々人によって認識される人間関係を中心としたその組織の「風土」あるいは「文化」を測定してきたともいえ，患者を中心とした医療提供過程において両者が協働するという行為については明確に測定されてこなかった.

確かに職種間の関係性は協働に大きく影響していることが予測されるが，協働とは実践的な行為であり，何をどのように行っているのかということが重要である.

そこで本研究では，患者へ接する機会が最も多い医師と看護師間の協働に着目し，医師と看護師の協働を測定する「医師–看護師協働尺度」を開発した．本尺度は,「患者情報の共有」「治療／ケア決定過程への共同参画」「協調性」の 3 つの因子から構成されている．本章では本尺度が開発されるまでのプロセスとして，主に項目の作成と因子分析について述べる.

11.2 項目作成の手順

項目の作成には，主に以下に示す作業からアイテムプールを作成した.

(1) 欧米における協働について尺度開発を行っている先行研究（Weiss & Davis, 1985；Stichler, 1990；Baggs, 1994；Anderson, 1996；Heinemann *et al.*, 1999；Hojat *et al.*, 1999；Copnell *et al.*, 2004）から，理論的背景を把握し，尺度構成および項目の整理・分類

(2)「Collaboration」や「Team」について議論しているエッセイを含む文献から記述されているキーワードなどの抽出

(3) 日本における「協働」「チーム医療」に関連する実践報告やエッセイを含む文献から記述されている行動や発言などの抽出

(4) 心理学，社会心理学，組織論などの文献より「協働」に関するモデルや理論の適応可能性の検討

(5) 日本の医療現場の医師と看護師へインフォーマルなインタビューから，キーワードや実際の行動などの抽出

(6) 日本の医療現場における医師と看護師（便宜的に選出した3病院中の各1病棟に勤務する合計：医師9名，看護師7名）の実際のやり取りの観察およびインタビューからキーワードや実際の行動などの抽出

主にこれらの作業から，できる限り多くのキーワードを抽出し，実際の行動レベルの項目にすることを目指した．作成した項目の中には同じような内容や1文で2つのことを問う内容もあったが，まずはできる限り文字にしてアイテムプールを作成した．

ゆうにアイテムプールが100を超えたころ，キーワードや項目を俯瞰し，共通性に基づき分類・整理した．分類・整理する際は，「協働」が通常使用されている意味から飛躍しすぎていないか，この項目の内容を実践することが「医師と看護師の協働」になるのかを自問自答するとともに，多くの院生仲間や臨床家，教員と話し合った．

さらに，調査票を作成する際の注意事項である「曖昧な用語」「判断しにくい項目」「抵抗や反発を引き起こす可能性のある項目」「否定疑問文」などを確認し，修正もしくは削除した．内容が似ているものは，どちらがより答えやすいかを考え一方を削除した．また項目の中には，協働の先行要因，協働のアウトカムが混ざっていたため別に分類した．最終的に医師と看護師の協働について，〈患者情報の共有〉〈治療／ケア決定過程への共同参画〉〈協調性〉を因子（下位概念）とする合計69項目の尺度とした．

◆ 内容妥当性と表面妥当性，プレテスト

「医師−看護師協働尺度」は，ひとまず69項目3因子構造とした．この尺度について，臨床家を含む研究者による内容妥当性（病棟医長クラス以上の医師4名，看護管理を専門とする教員と院生7名）と表面妥当性（臨床経験3年目以上の医師5名，臨床経験2年目以上の看護師8名）の確認を行い，項目と下位概念の一致度や回答のしづらさについて検討した．尺度は，1つの概念に対して少しずつ内容を変えてなるべく多くの項目で測定しようと構成していた．しかし，医師や看護師からは項目数が多いことや（意図的ではあるが）似たような項目で何度も質問されると疲れて回答したくなくなるとのコメントがあり，多忙を極める医師や看護師を対象とした尺度であることを考えるともっとシンプルにする必要性が考えられた．

さらに，都内1施設の医師と看護師を対象（医師24名，看護師64名）としてプレテストを実施した．プレテストによって実際の回答傾向を確認し，偏りの大きい項目について修正した．例えば，医師や看護師の回答のほとんどが高得点で偏りが大きい項目は，その内容についてより協働性の難易度を高め，回答分布を調整した．これらを経て「医師−看護師協働尺度」は51項目3因子構造とした（表11.1）．

表 11.1　医師–看護師協働尺度：各項目の平均得点（本調査）①

		医師					看護師						
		n	平均値	標準偏差	歪度	尖度	n	平均値	標準偏差	歪度	尖度	t	p
患者情報の共有	(F1) 患者が納得した治療 / ケアを受けられるよう（医師・看護師）と患者の意向を共有している	439	3.79	0.82	−0.59	0.51	1212	3.46	0.84	−0.49	0.17	7.12	0.0000
	(F2) 患者にとって誰がキーパーソンであるか（医師・看護師）と把握している	439	3.86	0.97	−0.82	0.52	1215	3.58	0.99	−0.58	0.01	5.12	0.0000
	(F3) 患者へ病状等を説明する際には看護師も同席している	435	2.62	1.03	0.06	−0.63	1211	2.87	1.01	0	−0.58	−4.42	0.0000
	(F4) 患者への病状や治療方法の説明内容は（医師・看護師）と共有している	440	3.58	0.99	−0.64	0.02	1210	3.54	0.92	−0.51	−0.04	0.76	0.4481
	(F5) 患者が病状説明を理解できているかどうか（医師・看護師）と確認している	439	3.06	1.06	−0.12	−0.51	1214	3.09	1.01	−0.21	−0.52	−0.48	0.6314
	(F6) 病状や治療方法の説明を受けた患者の反応を（医師・看護師）と共有している	437	3.25	0.99	−0.37	−0.21	1206	3.1	0.98	−0.24	−0.43	2.66	0.0078
	(F7) 患者の今後の方向性について（医師・看護師）と了解している	439	3.65	0.90	−0.62	0.29	1214	3.39	0.96	−0.43	−0.16	5.10	0.0000
	(F8) 治療方針に変更があった場合その理由を（医師・看護師）と了解している	438	3.85	0.85	−0.64	0.33	1217	3.62	0.89	−0.6	0.19	4.82	0.0000
	(F9) 治療の効果の確認になる患者の情報を（医師・看護師）と共有している	439	3.65	0.88	−0.58	0.33	1212	3.50	0.88	−0.42	−0.04	3.10	0.0020
	(F10) 患者に副作用や合併症の兆候がないか（医師・看護師）と確認している	440	3.75	0.93	−0.73	0.38	1213	3.63	0.94	−0.55	0.04	2.39	0.0171
	(F11) 栄養、排泄、運動などの患者の自立に関する情報を（医師・看護師）と共有している	440	3.59	0.92	−0.53	0.23	1212	3.37	0.93	−0.36	−0.27	4.26	0.0000
	(F12) 患者に関することで判断に迷ったときは（医師・看護師）と意見を交換している	440	3.57	0.98	−0.43	−0.17	1211	3.84	0.91	−0.64	0.24	−5.15	0.0000
	(F13) 診療録（カルテ）・看護記録は患者の情報が共有できるように明示している	437	4.09	0.99	−1.15	1.02	1208	4.03	0.98	−1.15	1.17	1.11	0.2679
	(F14) 患者の情報を詳細に把握するために診療録（カルテ）・看護記録を積極的に活用している	440	3.70	1.06	−0.45	−0.55	1212	3.99	0.93	−0.73	0.10	−5.06	0.0000
	(F15) 自分が得た患者の率直な思いは（医師・看護師）に説明 / 明示している	439	3.59	0.94	−0.47	0.01	1212	3.58	0.94	−0.41	−0.18	0.37	0.7095
	(F16) 患者が抱えている悩みや心配事に関して（医師・看護師）に意見を求めている	440	3.40	0.96	−0.39	−0.15	1209	3.57	0.95	−0.53	0.03	−3.34	0.0008
	(F17)（医師・看護師）からの意見は自分の判断に活かしていない	419	3.99	1.14	−0.83	−0.33	1171	3.88	1.14	−0.61	−0.69	1.67	0.0953
	(F18) 患者と家族の意向が一致しているか（医師・看護師）と確認している	439	3.50	0.96	−0.46	0.06	1207	3.37	0.97	−0.37	−0.20	2.34	0.0195
	(F19) 退院に向けて家族などの体制が整っているか（医師・看護師）と確認している	440	3.67	0.98	−0.63	0.20	1213	3.52	0.93	−0.40	−0.19	2.98	0.0030
	(F20) 医療事故が起きた時どのような状況であったかを（医師・看護師）と共有している	438	4.24	0.84	−1.03	0.87	1209	3.87	1.08	−0.80	−0.09	7.18	0.0000

11.3 本調査の対象

本調査の対象として東京都内急性期病院リスト（平成 18 年当時）を用いて単純無作為に 40 病院を選出した．その結果 40 病院中 27 病院から承諾を得た．調査時期は平成 18 年 1 月～ 2 月であった．

医師の調査票回収数は 459 票（配布数 843 票，回収率 54.4%）であった．そのうち研究対象者基準を満たした 446 名が分析対象者となった．医師の平均年齢は 37.07 ± 8.13 歳，職業経験年数は 11.74 ± 7.89 年であった．看護師の調査票回収数は 1,246 票（配布数 1,584 票，回収率 78.7%）であった．そのうち研究対象者基準を満たした 1,217 名が分析対象者となった．看護師の平均年齢は 29.34 ± 6.05 歳，職業経験年数は 7.08 ± 5.22 年であった．

表 11.1 医師–看護師協働尺度：各項目の平均得点（本調査）②

		医師 n	医師 平均値	医師 標準偏差	医師 歪度	医師 尖度	看護師 n	看護師 平均値	看護師 標準偏差	看護師 歪度	看護師 尖度	t	p
治療／ケア決定過程への共同参画	(G1) 患者の今後の方向性をどのようにしていくか（医師・看護師）と一致させている	440	3.75	0.82	−0.63	0.66	1212	3.67	0.89	−0.72	0.61	1.53	0.1266
	(G2) 患者のめざす ADL は（医師・看護師）と一致させている	439	3.71	0.84	−0.80	1.03	1212	3.56	0.94	−0.59	0.15	3.16	0.0016
	(G3) 患者の退院へ向けた目標は（医師・看護師）と一致させている	439	3.74	0.91	−0.88	0.90	1204	3.59	0.93	−0.72	0.43	2.86	0.0044
	(G4) 患者の退院予定時期は（医師・看護師）と一致させている	439	3.69	1.02	−0.83	0.38	1205	3.52	1.05	−0.62	−0.05	2.98	0.0030
	(G5) クリニカルパス／標準化した計画は（医師・看護師）と作成し活用している	435	3.37	1.38	−0.43	−1.06	1201	3.41	1.33	−0.45	−0.93	−0.53	0.5995
	(G6) 患者の今後の方向性は（医師・看護師）と提案しあっている	439	3.37	1	−0.40	−0.24	1211	3.17	1.05	−0.26	−0.44	3.35	0.0008
	(G7) 治療方針の進行や評価を（医師・看護師）と検討している	439	3.16	1.09	−0.33	−0.48	1206	2.84	1.08	−0.10	−0.69	5.25	0.0000
	(G8) 患者がどのような問題を抱えているか（医師・看護師）と議論している	438	3.31	0.95	−0.22	−0.28	1209	2.91	1	−0.10	−0.51	7.23	0.0000
	(G9)（医師・看護師）とは患者の今後の方向性について話し合っていない	425	3.90	1.10	−0.60	−0.67	1166	3.84	1.11	−0.48	−0.88	1	0.3157
	(G10) 患者の退院後の療養先や生活などについて（医師・看護師）と話し合っている	437	3.43	0.97	−0.49	0.09	1202	3.31	0.98	−0.39	−0.22	2.25	0.0245
	(G11) 患者の今後の方向性について（医師・看護師）と意見が違う場合は話し合って解決するようにしている	435	3.60	0.98	−0.52	0.02	1209	3.07	1.08	−0.24	−0.68	8.91	0.0000
	(G12) 患者の抱える問題には（医師・看護師）と互いに意見を出し合い解決するようにしている	436	3.52	0.91	−0.48	0.15	1207	3.17	1	−0.25	−0.42	6.30	0.0000
	(G13) 対応の難しい患者への関わりについて（医師・看護師）とどのようにすればよいかを議論している	438	3.86	0.90	−0.74	0.60	1210	3.40	1.05	−0.34	−0.49	8.76	0.0000
	(G14) 患者が不信感を抱いていた時はそれを解消するために（医師・看護師）と患者への対応を一致させている	438	3.96	0.88	−0.66	0.21	1212	3.81	0.94	−0.68	0.21	2.91	0.0037
	(G15) 患者に予期せぬ副作用や合併症が生じた場合（医師・看護師）と今後の対策を話し合っている	440	3.83	0.98	−0.64	0.01	1209	3.67	1.02	−0.64	0	2.77	0.0056
	(G16) 予想された結果がでないが、このまま患者に治療を続けるかどうか（医師・看護師）と議論している	440	3.02	1.10	−0.20	−0.63	1208	3.01	1.12	−0.23	−0.71	0.26	0.7954
	(G17) 患者へよりよい医療を提供する為に（医師・看護師）と互いに問題点を指摘しあっている	438	3.26	1.02	−0.30	−0.32	1207	2.65	1.12	0.16	−0.73	10.37	0.0000
	(G18) 医療事故を起こさないように（医師・看護師）と話し合っている	440	3.48	1.08	−0.44	−0.43	1212	2.71	1.18	0.18	−0.84	12.57	0.0000
	(G19) 医療事故が起きた時再発しないように（医師・看護師）と話し合っている	437	3.82	1.09	−0.76	0.01	1209	2.86	1.23	0.07	−0.95	15.29	0.0000
協調性	(I1) 患者の病状に影響しない場合は ADL 向上のための栄養や排泄，運動などの調整は看護師が行っている	435	3.89	0.98	−1.02	0.98	1205	3.66	1.09	−0.73	−0.06	4.03	0.0001
	(I2) 患者の今後の方向性に関して（医師・看護師）と互いの意見を活かしあっている	437	3.52	0.85	−0.51	0.51	1204	3.18	0.93	−0.40	−0.05	6.69	0.0000
	(I3)（医師・看護師）を信頼性の高い情報提供者として活用している	436	3.98	0.88	−0.75	0.48	1205	3.42	0.96	−0.47	0	11.05	0.0000
	(I4)（医師・看護師）のコミュニケーションの仕方に疑問があれば改善するように伝えている	434	3.34	1.08	−0.42	−0.33	1203	2.47	1.16	0.24	−0.90	14.15	0.0000
	(I5)（医師・看護師）とはどちらがやるべきかという役割分担や責任範囲で衝突している	436	3.47	1.06	−0.71	−0.07	1202	3.92	1.08	−0.78	−0.07	−0.86	0.3906
	(I6)（医師・看護師）とは互いの専門知識・技術が活かせるように配慮しあっている	437	3.47	0.95	−0.47	0.05	1205	2.80	1.04	−0.04	−0.52	11.74	0.0000
	(I7) 非常に疲れている（医師・看護師）を見たら声をかけている	437	3.06	1.08	−0.09	−0.46	1202	2.81	1.14	0.12	−0.73	4.13	0.0000
	(I8)（医師・看護師）の介助が必要な患者処置は互いのスケジュールを配慮し行っている	434	3.50	1	−0.56	−0.01	1203	3.41	1.16	−0.52	−0.52	1.63	0.1037
	(I9)（医師・看護師）とは互いに助け合っている	436	3.79	0.92	−0.58	0.20	1203	3.19	0.97	−0.30	−0.30	11.09	0.0000
	(I10) 日ごろ（医師・看護師）とあいさつをしている	437	4.38	0.75	−1.09	0.94	1205	4.24	0.87	−1.11	0.91	3.38	0.0007
	(I11)（医師・看護師）と仕事上気づいた情報や意見を自由に交換できている	437	3.95	0.91	−0.76	0.51	1202	3.15	1.05	−0.24	−0.45	15.16	0.0000
	(I12)（医師・看護師）と気軽に仕事以外の話もできている	438	3.69	1.09	−0.56	−0.30	1203	2.84	1.20	0.05	−0.89	13.57	0.0000

11.4 分 析 結 果

◆ 各項目の平均得点，歪度，尖度（表 11.1）

医師データの各項目の平均得点は，2.62 ～ 4.38 であり，看護師データの各項目の平均得点は，2.47 ～ 4.24 であった．医師データと看護師データとの間で平均得点に有意に差が認められた項目は51項目中40項目であった．それら40項目すべてにおいて医師が看護師より平均得点が高い結果となっていた．

また，医師データと看護師データの歪度および尖度はほぼ± 1の範囲にあり，歪度ではほとんどすべての項目でマイナスを示しやや右に偏る分布であった．

◆ 無回答数と項目間相関

無回答が多かった逆転項目（「(F17)（医師・看護師）からの意見は自分の判断に活かしていない」や「(G9)（医師・看護師）とは患者の今後の方向性について話し合っていない」）は，逆転項目であったため医師や看護師の抵抗感を促すものと判断し削除した．この2項目を削除した合計49項目を用いて項目間の相関を確認し，相関係数0.8以上の場合にはどちらかの項目を削除，0.7以上の場合には削除対象にするかを吟味した．

医師データでは，相関係数0.8以上の項目は認められなかった．相関係数が0.7以上の項目の組み合わせは合計6項目認められた．そのうち相関係数が0.768と高かった「(G7) 治療方針の進行や評価を（医師・看護師）と検討している」と「(G6) 患者の今後の方向性は（医師・看護師）と提案しあっている」では，内容を吟味し「(G7) 治療方針の進行や評価を（医師・看護師）と検討している」を削除した．

看護師データも相関係数が0.8以上の項目は認められなかった．相関係数が0.7以上であった項目の組み合わせは合計4項目であった．そのうち相関係数が高かった（$r = 0.760 \sim 0.776$）項目の組み合わせは3つ認められた．それらは「(F5) 患者が病状説明を理解できているかどうか（医師・看護師）と確認している」と「(F6) 病状や治療方法の説明を受けた患者の反応を（医師・看護師）と共有している」，「(G2) 患者の目指すADLは（医師・看護師）と一致させている」と「(G3) 患者の退院へ向けた目標は（医師・看護師）と一致させている」，「(G18) 医療事故を起こさないように（医師・看護師）と話し合っている」と「(G19) 医療事故が起きたとき再発しないように（医師・看護師）と話し合っている」であった．各項目内容を吟味し「(F5) 患者が病状説明を理解できているかどうか（医師・看護師）と確認している」「(G2) 患者の目指すADLは（医師・看護師）と一致させている」「(G19) 医療事故が起きたとき再発しないように（医師・看護師）と話し合っている」を削除した．以上の検討により合計4項目を削除し，45項目となった．

11.5 因 子 分 析

最初に断っておくが，因子分析は何度も行うものである．自分がもっているデータが何を示しているのか丁寧に解釈し，因子を導くためには何度も因子分析をする必要性がある．たとえ自分が想定している概念（因子およびその数）があったとしても，データが示している事実と何度も向き合うのである．

因子分析には，因子の抽出には主因子法，因子軸の回転は因子間に相関関係があるものと仮定していたため斜交回転としてプロマックス法を選択した．項目選定基準は，因子負荷量が0.35未満の項目およびどの因子にも属さない項目を削除した．因子数については因子の解釈が妥当であることを最重要視し，医師と看護師共通の尺度の作成を目指した．

11.6 因子数の決定法

上記条件により因子分析した結果，固有値を1とした初期の医師データの因子数は9，看護師データでは8となった．最初に3因子構造を想定した項目ごとのまとまりは大幅に崩れることはなかったが，1つの因子と想定していたものが，2つあるいは4つに分かれていた．それなりに解釈はできるが納得がいく内容ではなかった．その後因子数を9から8，8から7，7から6，6から5…と順に設定し，因子の解釈可能性を考えながら，どのように項目が変動していくのかを確認した．その中で，安定したまとまりのある項目群（因子）もあれば，いつもどこにも属さない項目や，何か独特の動きをする項目もあることがわかってきた．

例えば，医師データと看護師データで共通していたものは，「(F20) 医療事故が起きたときどのような状況であったかを（医師・看護師）と共有している」は，因子負荷量が低くどこにも属さなかった．これは，情報を共有するという行動の1つとして作成していたが，「医療事故」というワードが回答者にとっては別の意味を想起させたかもしれない．また「(G5) クリニカルパス／標準化した計画は（医師・看護師）と作成し活用している」も因子負荷量が低くどこにも属さなかった．これは，対象とした病院では，クリニカルパスは取り入れられていたが，その内容や運用レベルが様々であることを考えると妥当な項目ではなかったと考えられた．

医師データでは，「(I3)（医師・看護師）を信頼性の高い情報提供者として活用している」や「(F14) 患者の情報を詳細に把握するために診療録（カルテ）・看護記録を積極的に活用している」は，因子負荷量が低くどこにも属さなかった．看護師は情報提供者であっても「信頼性の高い情報提供者」となると意見が分かれた可能性がある．情報源の1つである看護記録に関しても因子負荷量が低かったことは，医師にとっては情報源として機能しているかどうかは別の分類になっている可能性がある．

看護師データでは，「(I1) 患者の病状に影響しない場合はADL向上のための栄養や排泄，運動などの調整は看護師が行っている」などは因子負荷量が低くどこにも属さなかった．これは，この調整そのものが看護師の役割とされていない場合もあり，看護師の役割と権限に触れる内容ともいえ，病院や病棟ごとに違いがあるため他の項目とまとまることがなかったと考えられた．

これらのように，必ずしもまとまりのある因子の項目として存在せず，因子負荷量が一定して低いことがある．項目の取捨選択，因子をどう解釈するかなど試行錯誤を繰り返す中，断腸の思いで因子負荷量が低くどの項目にも属さない項目や，医師データでは安定している項目であっても，看護師データでは安定しない項目は削除せざるを得なかった．このまとまらなかった項目がどのような因子を導く可能性があったかは，今後課題を残した．

以上まとまらなかった項目を削除しては再度因子分析し，各項目の因子負荷量の変化や因子数，因子そのものの内容の変化を確認することを繰り返した．これと並行して，研究者としては，「医師–看護師協働尺度」は3因子構造を想定していたため，随時，因子数を「3」と指定

表 11.2　医師–看護師協働尺度：因子分析（医師：33 項目）

	質問項目	治療/ケア決定過程への共同参画	患者情報の共有	協調性	共通性
治療／ケア決定過程への共同参画	(G8) 患者がどのような問題を抱えているか（医師・看護師）と議論している	.796	.023	−.060	.609
	(G11) 患者の今後の方向性について（医師・看護師）と意見が違う場合は話し合って解決するようにしている	.796	−.094	.039	.565
	(G12) 患者の抱える問題には（医師・看護師）と互いに意見を出し合い解決するようにしている	.789	−.004	.068	.685
	(G10) 患者の退院後の療養先や生活などについて（医師・看護師）と話し合っている	.760	.059	−.068	.589
	(G16) 予想された結果がでないが，このまま患者に治療を続けるかどうか（医師・看護師）と議論している	.740	−.112	−.028	.416
	(I2) 患者の今後の方向性に関して（医師・看護師）と互いの意見を活かしあっている	.706	.002	.077	.568
	(G6) 患者の今後の方向性は（医師・看護師）と提案しあっている	.638	.163	−.036	.557
	(G13) 対応の難しい患者へのかかわりについて（医師・看護師）とどのようにすればよいかを議論している	.622	.031	.129	.530
	(G15) 患者に予期せぬ副作用や合併症が生じた場合（医師・看護師）と今後の対策を話し合っている	.610	.091	.036	.492
	(G14) 患者が不信感を抱いていた時はそれを解消するために（医師・看護師）と患者への対応を一致させている	.601	.083	.011	.452
	(F18) 患者と家族の意向が一致しているか（医師・看護師）と確認している	.569	.226	−.053	.522
	(I6)（医師・看護師）とは互いの専門知識・技術が活かせるように配慮しあっている	.550	−.093	.334	.531
	(G3) 患者の退院へ向けた目標は（医師・看護師）と一致させている	.526	.305	−.111	.522
	(G1) 患者の今後の方向性をどのようにしていくか（医師・看護師）と一致させている	.524	.342	−.010	.649
	(F19) 退院に向けて家族などの体制が整っているか（医師・看護師）と確認している	.502	.304	−.067	.518
	(G18) 医療事故を起こさないように（医師・看護師）と話し合っている	.449	−.030	.192	.314
	(G4) 患者の退院予定時期は（医師・看護師）と一致させている	.406	.304	−.133	.359
患者情報の共有	(F9) 治療の効果の確認になる患者の情報を（医師・看護師）と共有している	−.018	.808	.087	.701
	(F8) 治療方針に変更があった場合その理由を（医師・看護師）と了解している	−.145	.805	.132	.589
	(F7) 患者の今後の方向性について（医師・看護師）と了解している	.000	.791	.034	.651
	(F4) 患者への病状や治療方法の説明内容は（医師・看護師）と共有している	−.078	.668	.047	.401
	(F2) 患者にとって誰がキーパーソンであるか（医師・看護師）と把握している	.075	.659	−.111	.449
	(F6) 病状や治療方法の説明を受けた患者の反応を（医師・看護師）と共有している	.149	.644	−.066	.532
	(F11) 栄養，排泄，運動などの患者の自立に関する情報を（医師・看護師）と共有している	.144	.582	.011	.492
	(F10) 患者に副作用や合併症の兆候がないか（医師・看護師）と確認している	.191	.558	.068	.561
	(F1) 患者が納得した治療 / ケアを受けられるよう（医師・看護師）と患者の意向を共有している	.206	.535	−.020	.478
	(F13) 診療録（カルテ）・看護記録は患者の情報が共有できるように明示している	−.066	.484	−.011	.188
協調性	(I12)（医師・看護師）と気軽に仕事以外の話もできている	−.115	−.042	.837	.579
	(I11)（医師・看護師）と仕事上気づいた情報や意見を自由に交換できている	.020	.110	.783	.725
	(I10) 日ごろ（医師・看護師）とあいさつをしている	−.165	.106	.652	.378
	(I9)（医師・看護師）とは互いに助け合っている	.082	.132	.647	.598
	(I7) 非常に疲れている（医師・看護師）をみたら声をかけている	.220	−.172	.531	.354
	(I8)（医師・看護師）の介助が必要な患者処置は互いのスケジュールを配慮し行っている	.347	−.088	.442	.418
因子寄与		12.778	11.296	7.280	

し因子分析していた．

このようにデータと向き合い，3 ～ 4ヵ月にわたる検討の結果，さらに 12 項目を削除し，医師と看護師共通の 33 項目を残した．この 33 項目について再度因子分析を行った結果，最も因子の解釈に納得のいくかたちとして 3 因子構造を採択した（表 11.2，11.3）．なお，スクリープロット基準による固有値の減衰状況も確認しているが，概ね 3 因子であると判断できた．

表 11.3 医師–看護師協働尺度：因子分析（看護師；33 項目）

	質問項目	患者情報の共有	治療/ケア決定過程への共同参画	協調性	共通性
患者情報の共有	(F9) 治療の効果の確認になる患者の情報を（医師・看護師）と共有している	.774	−.021	.053	.622
	(F4) 患者への病状や治療方法の説明内容は（医師・看護師）と共有している	.763	−.138	.053	.484
	(F7) 患者の今後の方向性について（医師・看護師）と了解している	.713	−.004	.089	.581
	(F2) 患者にとって誰がキーパーソンであるか（医師・看護師）と把握している	.702	−.053	−.041	.413
	(F10) 患者に副作用や合併症の兆候がないか（医師・看護師）と確認している	.699	−.028	.043	.494
	(F8) 治療方針に変更があった場合その理由を（医師・看護師）と了解している	.691	.018	.030	.521
	(F11) 栄養，排泄，運動などの患者の自立に関する情報を（医師・看護師）と共有している	.626	.080	.008	.479
	(F6) 病状や治療方法の説明を受けた患者の反応を（医師・看護師）と共有している	.614	.049	.075	.484
	(F1) 患者が納得した治療／ケアを受けられるよう（医師・看護師）と患者の意向を共有している	.609	.004	.074	.430
	(G1) 患者の今後の方向性をどのようにしていくか（医師・看護師）と一致させている	.539	.315	−.077	.571
	(F18) 患者と家族の意向が一致しているか（医師・看護師）と確認している	.494	.237	.021	.492
	(F19) 退院に向けて家族などの体制が整っているか（医師・看護師）と確認している	.469	.287	−.022	.483
	(F13) 診療録（カルテ）・看護記録は患者の情報が共有できるように明示している	.448	−.107	.041	.158
治療／ケア決定過程への共同参画	(G12) 患者の抱える問題には（医師・看護師）と互いに意見を出し合い解決するようにしている	−.086	.886	.002	.681
	(G11) 患者の今後の方向性について（医師・看護師）と意見が違う場合は話し合って解決するようにしている	−.132	.875	.019	.629
	(G16) 予想された結果がでないが，このまま患者に治療を続けるかどうか（医師・看護師）と議論している	−.085	.760	.036	.521
	(G10) 患者の退院後の療養先や生活などについて（医師・看護師）と話し合っている	.025	.747	−.062	.531
	(G8) 患者がどのような問題を抱えているか（医師・看護師）と議論している	−.075	.710	.084	.505
	(G6) 患者の今後の方向性は（医師・看護師）と提案しあっている	.122	.687	−.107	.518
	(G13) 対応の難しい患者へのかかわりについて（医師・看護師）とどのようにすればよいかを議論している	.008	.682	.056	.525
	(G15) 患者に予期せぬ副作用や合併症が生じた場合（医師・看護師）と今後の対策を話し合っている	.168	.554	−.008	.466
	(I2) 患者の今後の方向性に関して（医師・看護師）と互いの意見を活かしあっている	.087	.507	.212	.527
	(G3) 患者の退院へ向けた目標は（医師・看護師）と一致させている	.415	.495	−.144	.589
	(G14) 患者が不信感を抱いていた時はそれを解消するために（医師・看護師）と患者への対応を一致させている	.262	.463	−.042	.429
	(G18) 医療事故を起こさないように（医師・看護師）と話し合っている	−.050	.459	.209	.329
	(G4) 患者の退院予定時期は（医師・看護師）と一致させている	.361	.424	−.146	.423
協調性	(I11)（医師・看護師）と仕事上気づいた情報や意見を自由に交換できている	−.023	.127	.732	.645
	(I12)（医師・看護師）と気軽に仕事以外の話もできている	−.013	−.067	.717	.451
	(I7) 非常に疲れている（医師・看護師）をみたら声をかけている	−.024	.011	.625	.383
	(I9)（医師・看護師）とは互いに助け合っている	.076	.121	.621	.564
	(I10) 日ごろ（医師・看護師）とあいさつをしている	.139	−.137	.458	.212
	(I8)（医師・看護師）の介助が必要な患者処置は互いのスケジュールを配慮し行っている	.136	.006	.426	.268
	(I6)（医師・看護師）とは互いの専門知識・技術が活かせるように配慮しあっている	.020	.318	.387	.421
因子寄与		11.224	11.589	7.571	

11.7 因子の解釈

医師データの第 1 因子は，患者の治療やケアについて話し合う「(G8) 患者がどのような問題を抱えているか（医師・看護師）と議論している」や「(G11) 患者の今後の方向性について（医師・看護師）と意見が違う場合は話し合って解決するようにしている」「(G10) 患者の退院後の療養先や生活などについて（医師・看護師）と話し合っている」が上位を占め，本研究で捉えていた「医師–看護師協働」の構成概念である〈治療／ケア決定過程への共同参画〉を示すものと考えられた．第 2 因子は患者の治療などの情報に関する「(F9) 治療の効果の確認になる患者の情報を（医師・看護師）と共有している」や「(F7) 患者の今後の方向性について（医師・看護師）と了解している」「(F2) 患者にとって誰がキーパーソンであるか（医師・看護師）と把握している」が上位を占め，〈患者情報の共有〉を示すものと考えられた．第3因子は医師と看護師の協調性に関する「(I12)（医師・看護師）と気軽に仕事以外の話もできている」や「(I11)（医師・看護師）と仕事上気づいた情報や意見を自由に交換できている」，「(I10) 日ごろ（医師・看護師）とあいさつをしている」が上位を占め，〈協調性〉を示すものと考えられた．

看護師データの第1因子は，「(F9) 治療の効果の確認になる患者の情報を（医師・看護師）と共有している」や「(F4) 患者への病状や治療方法の説明内容は（医師・看護師）と共有している」，「(F2) 患者にとって誰がキーパーソンであるか（医師・看護師）と把握している」が上位を占め，〈患者情報の共有〉を示すものと考えられた．第2因子は，患者の治療やケアについてともに話し合う「(G12) 患者の抱える問題には（医師・看護師）と互いに意見を出し合い解決するようにしている」や「(G11) 患者の今後の方向性について（医師・看護師）と意見が違う場合は話し合って解決するようにしている」，「(G10) 患者の退院後の療養先や生活などについて（医師・看護師）と話し合っている」が上位を占め，〈治療／ケア決定過程への共同参画〉を示すものと考えられた．第3因子は，医師と看護師の協調性に関する「(I11)（医師・看護師）と仕事上気づいた情報や意見を自由に交換できている」や「(I12)（医師・看護師）と気軽に仕事以外の話もできている」，「(I7) 非常に疲れている（医師・看護師）をみたら声をかけている」が上位を占め，〈協調性〉を示すものと考えられた．

◆ 29項目3因子構造

上述した因子分析（33項目3因子構造）の結果から，医師と看護師共通の尺度とするために，医師データおよび看護師データともに因子とその因子を構成する項目を同様にすることを目指し，さらに同じ因子の中に入らなかった4項目を削除した．削除した項目は「(F18) 患者と家族の意向が一致しているか（医師・看護師）と確認している」「(I6)（医師・看護師）とは互いの専門知識・技術が活かせるように配慮しあっている」「(F19) 退院に向けて家族などの体制が整っているか（医師・看護師）と確認している」「(G4) 患者の退院予定時期は（医師・看護師）と一致させている」であった．

◆ 27項目3因子構造

しかし，因子分析の結果（29項目3因子構造）より医師データおよび看護師データにおいて同様の因子に分類されない1項目（「(G4) 患者の退院予定時期は（医師・看護師）と一致させている」）が認められ，共通性の低い1項目（「(F13) 診療録（カルテ）・看護記録は患者の情報が共有できるように明示している」）についても削除対象となると考えた．これら2項目を削除し合計27項目とし，最後に再度同様の方法を用いて因子分析を行い，医師データと看護師データともに同じ項目および項目数より構成された3因子構造の尺度とした（表11.4, 11.5）．なおこれらの因子間相関係数は医師データでは $r=0.739, 0.572, 0.473$，看護師データでは $r=0.692, 0.568, 0.512$ であった．

表 11.4　医師–看護師協働尺度（医師：27 項目）

	質問項目	治療/ケア決定過程への共同参画	患者情報の共有	協調性	共通性
治療／ケア決定過程への共同参画	(G11) 患者の今後の方向性について（医師・看護師）と意見が違う場合は話し合って解決するようにしている	.811	−.073	.006	.582
	(G12) 患者の抱える問題には（医師・看護師）と互いに意見を出し合い解決するようにしている	.811	.015	.041	.716
	(G8) 患者がどのような問題を抱えているか（医師・看護師）と議論している	.750	.066	−.044	.601
	(G16) 予想された結果がでないが、このまま患者に治療を続けるかどうか（医師・看護師）と議論している	.737	−.085	−.041	.428
	(G13) 対応の難しい患者へのかかわりについて（医師・看護師）とどのようにすればよいかを議論している	.700	.025	.072	.582
	(G10) 患者の退院後の療養先や生活などについて（医師・看護師）と話し合っている	.696	.116	−.051	.572
	(G15) 患者に予期せぬ副作用や合併症が生じた場合（医師・看護師）と今後の対策を話し合っている	.676	.071	−.007	.527
	(G14) 患者が不信感を抱いていた時はそれを解消するために（医師・看護師）と患者への対応を一致させている	.665	.060	−.024	.485
	(I2) 患者の今後の方向性に関して（医師・看護師）と互いの意見を活かしあっている	.632	.073	.079	.542
	(G6) 患者の今後の方向性は（医師・看護師）と提案しあっている	.571	.207	−.010	.534
	(G18) 医療事故を起こさないように（医師・看護師）と話し合っている	.462	−.012	.163	.319
	(G3) 患者の退院へ向けた目標は（医師・看護師）と一致させている	.431	.326	−.057	.455
患者情報の共有	(F7) 患者の今後の方向性について（医師・看護師）と了解している	−.031	.845	.001	.677
	(F9) 治療の効果の確認になる患者の情報を（医師・看護師）と共有している	.001	.801	.059	.694
	(F8) 治療方針に変更があった場合その理由を（医師・看護師）と了解している	−.109	.793	.091	.582
	(F2) 患者にとって誰がキーパーソンであるか（医師・看護師）と把握している	.017	.707	−.105	.455
	(F4) 患者への病状や治療方法の説明内容は（医師・看護師）と共有している	−.067	.679	.014	.406
	(F6) 病状や治療方法の説明を受けた患者の反応を（医師・看護師）と共有している	.123	.678	−.083	.538
	(F11) 栄養，排泄，運動などの患者の自立に関する情報を（医師・看護師）と共有している	.113	.605	.006	.484
	(F10) 患者に副作用や合併症の兆候がないか（医師・看護師）と確認している	.185	.563	.056	.549
	(F1) 患者が納得した治療 / ケアを受けられるよう（医師・看護師）と患者の意向を共有している	.211	.550	−.040	.488
協調性	(I12)（医師・看護師）と気軽に仕事以外の話もできている	−.111	−.078	.879	.623
	(I11)（医師・看護師）と仕事上気づいた情報や意見を自由に交換できている	.012	.100	.796	.735
	(I10) 日ごろ（医師・看護師）とあいさつをしている	−.122	.063	.649	.376
	(I9)（医師・看護師）とは互いに助け合っている	.083	.123	.640	.585
	(I7) 非常に疲れている（医師・看護師）をみたら声をかけている	.203	−.175	.551	.359
	(I8)（医師・看護師）の介助が必要な患者処置は互いのスケジュールを配慮し行っている	.286	−.040	.447	.398
因子寄与		10.282	9.447	6.424	

11.8　各因子のα係数

医師データにおける〈治療／ケア決定過程への共同参画〉のα係数は 0.926，〈患者情報の共有〉は 0.911，〈協調性〉は 0.842 であった．各項目 Item と全体 Total との相関（以下 I–T 相関）と項目削除時のα係数を確認した結果，α係数を低下させる項目はなかった．I–T 相関は 0.502 ～ 0.801 と高い値であった．

看護師データにおける〈治療／ケア決定過程への共同参画〉のα係数は 0.923，〈患者情報の共有〉は 0.905，〈協調性〉は 0.800 であった．各項目の I–T 相関と項目削除時のα係数を確認した結果，α係数を低下させる項目はなかった．I–T 相関は 0.423 ～ 0.787 と高い値であった．

これらより，医師データおよび看護師データから抽出された各因子は，内的一貫性が確認され，「医師–看護師協働」の信頼性が確認できた（再テスト法を行い安定性も確認している）．

表 11.5　医師-看護師協働尺度（看護師：27 項目）

	質問項目	治療/ケア決定過程への共同参画	患者情報の共有	協調性	共通性
治療／ケア決定過程への共同参画	(G12) 患者の抱える問題には（医師・看護師）と互いに意見を出し合い解決するようにしている	.877	−.054	−.016	.688
	(G11) 患者の今後の方向性について（医師・看護師）と意見が違う場合は話し合って解決するようにしている	.859	−.081	−.010	.635
	(G16) 予想された結果がでないが，このまま患者に治療を続けるかどうか（医師・看護師）と議論している	.760	−.043	−.007	.527
	(G10) 患者の退院後の療養先や生活などについて（医師・看護師）と話し合っている	.733	.023	−.047	.520
	(G8) 患者がどのような問題を抱えているか（医師・看護師）と議論している	.716	−.053	.055	.323
	(G13) 対応の難しい患者へのかかわりについて（医師・看護師）とどのようにすればよいかを議論している	.713	.007	.023	.536
	(G6) 患者の今後の方向性は（医師・看護師）と提案しあっている	.672	.127	−.103	.499
	(G15) 患者に予期せぬ副作用や合併症が生じた場合（医師・看護師）と今後の対策を話し合っている	.575	.162	−.029	.465
	(I2) 患者の今後の方向性に関して（医師・看護師）と互いの意見を活かしあっている	.505	.108	.181	.516
	(G14) 患者が不信感を抱いていた時はそれを解消するために（医師・看護師）と患者への対応を一致させている	.492	.239	−.047	.428
	(G3) 患者の退院へ向けた目標は（医師・看護師）と一致させている	.473	.337	−.057	.515
	(G18) 医療事故を起こさないように（医師・看護師）と話し合っている	.472	−.024	.159	.511
患者情報の共有	(F4) 患者への病状や治療方法の説明内容は（医師・看護師）と共有している	−.118	.794	.014	.521
	(F9) 治療の効果の確認になる患者の情報を（医師・看護師）と共有している	.024	.776	.013	.640
	(F7) 患者の今後の方向性について（医師・看護師）と了解している	.021	.700	.077	.579
	(F8) 治療方針に変更があった場合その理由を（医師・看護師）と了解している	.044	.693	.011	.535
	(F2) 患者にとって誰がキーパーソンであるか（医師・看護師）と把握している	−.015	.692	−.070	.417
	(F10) 患者に副作用や合併症の兆候がないか（医師・看護師）と確認している	.018	.677	.019	.491
	(F6) 病状や治療方法の説明を受けた患者の反応を（医師・看護師）と共有している	.081	.652	.008	.514
	(F1) 患者が納得した治療／ケアを受けられるよう（医師・看護師）と患者の意向を共有している	.021	.634	.035	.448
	(F11) 栄養，排泄，運動などの患者の自立に関する情報を（医師・看護師）と共有している	.109	.584	.015	.456
協調性	(I12)（医師・看護師）と気軽に仕事以外の話もできている	−.077	−.054	.764	.479
	(I11)（医師・看護師）と仕事上気づいた情報や意見を自由に交換できている	.119	−.042	.758	.661
	(I7) 非常に疲れている（医師・看護師）をみたら声をかけている	.020	−.032	.607	.362
	(I9)（医師・看護師）とは互いに助け合っている	.123	.076	.606	.547
	(I10) 日ごろ（医師・看護師）とあいさつをしている	−.108	.067	.497	.222
	(I8)（医師・看護師）の介助が必要な患者処置は互いのスケジュールを配慮し行っている	.009	.125	.439	.276
因子寄与		9.600	8.936	6.564	

なお，本尺度は，医師と看護師共通の尺度を開発することが目的であった．実際には因子分析後，検証的因子分析によって因子モデルの妥当性の確認と構造方程式モデリングによって因子不変性を確認し，医師と看護師共通の尺度であることを実証している．今回は紙面の制限もあり割愛するが，詳細は聖路加看護大学大学院へ提出した博士論文（宇城，2006）を参照していただきたい．

文　献

Anderson, A. (1996) Nurse-physician interaction and job satisfaction. *Nurs. Manage.*, **27** (6), 33-34.

Baggs, J. G. (1996) Development of an instrument to measure collaboration and satisfaction about care decisins. *J. Adv. Nurs.*, **20**, 176-182.

Copnell, B., Johnston, L., Harrison, D., Wilson, A., Robson, A., Mulcahy, C., Ramudu, L., McDonnell, G. & Best, C. (2004) Doctors' and nurses' perceptions of interdisciplinary collaboration in the NICU, and the impact of a neonatal nurse practitioner model of practice. *J. Clin. Nurs.*, **13** (1), 105-113.

Heinemann, G. D., Schmitt, M. H., Farrell, M. P. & Brallier, S. A. (1999) Development of an attitudes toward

health care teams scale. *Eval Health Prof. Mar.*, **22** (1), 123–142.
Hojat, M., Fields, S. K., Veloski, J. J., Griffiths, M., Cohen, M. J. & Plumb, J. D. (1999) Psychometric properties of an attitude scale measuring physician–nurse collaboration. *Eval Health Prof.*, **22** (2), 208–220.
Stichler, J. F. (1990) The effects of collaboration, organizational climate, and job stress on job satisfaction and anticipated turnover in nursing. University of San Diego.
宇城　令（2006）急性期病院における医師–看護師協働尺度の開発．聖路加看護大学大学院博士論文．
Weiss, S. J. & Davis, H. P. (1985) Validity and reliability of the collaborative practice scales. *Nurs. Res.*, **34**, 299–305.

――― 編 者 講 評 ―――

井部▶　医療現場における患者の高齢化や医療の高度化・複雑化に伴い，高度かつ専門的な疾病の治療に併せて，療養生活の質を向上させるための専門的なケアを安全かつ効率的に患者に提供するために，「チーム医療」の推進が不可欠となっている（厚生労働省，2011）．

チームが機能するかどうかは職種間の協働の程度に左右されるという筆者の問題認識から，協働という実践的行為を解明し測定するための尺度開発を行なった．その結果が「医師–看護師協働尺度」である．

筆者は，文献検討と医療現場の観察・インタビューなどから100を超えるアイテムプールを作成し，項目を69項目3因子構造から27項目3因子構造へと収束させていくプロセスを詳述している．医師データ（$n = 446$）と看護師データ（$n = 1217$）の因子分析から，医師–看護師の協働における3因子を，〈患者情報の共有〉，〈治療／ケア決定過程への共同参画〉，〈協調性〉とした．この結果は，検証的因子分析によって，因子モデルの妥当性の確認と，構造方程式モデリングによって因子不変性を確認し，医師–看護師協働尺度は，医師と看護師共通の尺度であると述べている．

「医師と看護師の協働尺度」を使用した研究によって，医師と看護師の協働による効果，とりわけ患者アウトカムの向上にどのような影響をもたらすのかを明らかにすること．さらに，チーム医療を構成する「多職種の協働尺度」の開発へと進化することが期待される．

近年，当事者主権という考えから，患者も医療チームの一員であるという認識が台頭しており，あらためて「協働」の概念分析をする必要があろう．

柳井▶　医療における医師と看護師間の協働（collaboration）を測定する「医師–看護師協働尺度」の開発を行ったものである．最終的には表11.4，11.5の3因子27項目の医師–看護師協働尺度が得られたが，関連項目の作成手順，項目を27項目までに減らす手順がきめ細かく記載されている．共通因子の決定には固有値1以上の数，あるいは，スクリープロット基準が用いられるが，筆者は「自分がもっているデータが何を示しているかを丁寧に解釈し，因子を導くためには，何度も因子分析をする必要がある」「たとえ，自分が想定している概念（因子およびその数）があったとしてもデータが示している事実と何度も向き合うのである」と述べている．この部分は筆者から読者への至言である．得られた3つの因子は医師・看護師の協働尺度としてみごとに対応しているが，「治療／ケア決定過程への共同参画」因子の項目数が10を超えているので，2～3の因子負荷の低い項目を減らすことも考えてよい．今後，得られた3つの因子の妥当性（特に予測妥当性）検証のためのデータを収集してほしい．

12. 妊婦の冷え症を測る

本章では，「冷え症のある妊婦の皮膚温の特徴，および日常生活との関連性．日本看護科学会誌　Vol.28 (1)．2008．pp. 3−11．(中村幸代)」をもとに，その実際について述べる．

12.1 妊婦の冷え症について

冷え症で悩んでいる現代女性は多く，冷え症により，頭痛や肩こり，便秘，眠りが浅いなど様々な症状が出現するといわれている（三浦ほか，2001；寺澤，1987）．

妊婦においても，助産施設などでは冷え症予防のケアや指導が積極的に行われており，冷え症はマイナートラブルのみならず，早産や微弱陣痛など様々な異常の誘因であると考えられている．このように重要視されている冷え症であるが，この見解は，経験知ならびに実践知からくるものであり，科学的根拠は乏しい．さらに，学術的側面において，冷え症はこれまで副次的な訴えとして取り扱われてきたため，定義が曖昧で，研究として取り上げられる機会が少なかった．つまり冷え症は，妊婦にとって問題視されているものの，その概念は不明確である．

したがって，妊婦の冷え症の概念構築にあたっては，冷え症の有無の診断ツール（冷え症の尺度）および，妊婦の冷え症と，随伴症状や日常生活行動との関係性を分析することが必要である．

冷え症の尺度については，冷え症の自覚がある妊婦の方が，自覚がない妊婦と比較して有意に躯幹部と末梢部の体温較差が大きかったことから，冷え症の自覚がある妊婦が，冷え症であることが示唆された．つまり，冷え症の診断ツール（尺度）は冷え症の有無の自覚であると推定できた．

本章では，「妊婦の冷え症と，随伴症状や日常生活行動との関係性の分析」に焦点をあて，因子分析と共分散構造分析（構造方程式モデリング）について述べることとする．

12.2 因子分析の目的

本研究の目的は，妊婦の冷え症と，随伴症状や日常生活行動との関係性を分析することである．分析の統計学的手法は，共分散構造分析（構造方程式モデリング）である．共分散構造分析（構造方程式モデリング）とは，直接観測される変数（観測変数）から，直接観測できない潜在変数を導き出し，その潜在変数と観測変数，もしくは潜在変数間の因果関係をモデル化するものであり，その関係をパス図で示す．多変量データに潜む潜在変数（共通因子という）を探り出すための手法が因子分析である．

したがって，この研究における因子分析の目的は，共分散構造分析（構造方程式モデリング）を行うにあたり，潜在変数を特定することである．

12.3 項目作成の手順

◆ 冷えの認識

本研究では冷え症を判断するにあたり，寺澤（1987）の基準を用いた（表12.1）．この基準は，冷え症の状態を示す20項目で成り立っており，重要項目3項目と参考項目5項目およびその他の項目12項目で構成されている．この項目を用いて，冷え症の質問表の20項目のうち，重要項目2項目以上，重要項目1項目と参考項目2項目以上，または参考項目4項目以上を満たす者を冷え症とするものである．

表 12.1

(a) 冷え症の認識の質問項目（寺澤）

0. 「冷え症」だと思わない（冷え症でない人が○）
1. 他の多くの人に比べて“寒がり”の性分だと思う
2. 身体全体が冷えてつらいことがある
3. 腰や手足，あるいは身体の一部に冷えがあってつらい
4. 足が冷えるので夏でも厚いクツ下をはくようにしている
5. 他の多くの人に比べてかなり厚着する方だと思う
6. 冬になると冷えるので電気毛布や電気敷布，あるいはカイロなどをいつも用いるようにしている
7. 冷房のきいているところは身体が冷えてつらい
8. 「冷え」のつらさはここ数年続いている
9. 冬には電気毛布や電気敷布を使っている
10. クーラーはきらいである
11. 手足が他の多くの人より冷たい方だと思う
12. 夏でも厚手のクツ下をはくのが好きである
13. 厚着をするのが好きである
14. 特に冬には身体を丸くして寝るクセがある
15. 冬とか寒い日などは小便がとても近くなる
16. 夏でもあついお茶が好きである
17. 他の人よりも自分の顔色は青白い方だと思う
18. 体温がいつも36℃より上にはあがらない
19. 寒い日には関節がこわばったり，痛んだりすることがある

(b) 冷え症の診断の診断基準（寺澤）

重要項目	
1. 他の多くの人に比べて“寒がり”の性分だと思う	
2. 腰や手足，あるいは身体の一部に冷えがあってつらい	
3. 冬になると冷えるので電気毛布や電気敷布，あるいはカイロなどをいつも用いるようにしている	
参考項目	
1. 身体全体が冷えてつらいことがある	
2. 足が冷えるので夏でも厚いクツ下をはくようにしている	
3. 冷房のきいているところは身体が冷えてつらい	
4. 他の多くの人に比べてかなり厚着する方だと思う	
5. 手足が他の多くの人より冷たい方だと思う	
その他の項目	
「冷え症」だと思わない（冷え症でない人が○）	厚着をするのが好きである
「冷え」の辛さはここ数年続いている	特に冬には身体を丸くして寝るクセがある
冬には電気毛布や電気敷布を使っている	冬とか寒い日などは小便がとても近くなる
クーラーはきらいである	夏でもあついお茶が好きである
夏でも厚手のクツ下をはくのが好きである	他の人よりも自分の顔色は青白い方だと思う
体温がいつも36℃より上にはあがらない	寒い日には関節がこわばったり，痛んだりすることがある

このツールは研究当時（2005 年），冷え症の状態を示す唯一の診断ツールであった．ツールの信頼性ならびに妥当性については明記されていなかったが，いくつかの研究の診断ツールとして使用されていたため，本研究においてもそのまま使用した．

◆ 冷え症の随伴症状

随伴症状を判断する基準は，定方ら（2000），菅沼（1995），寺澤（1987）の論文，西洋医学の文献および東洋医学の文献を参考に，研究者が作成した（表 12.2）．データの測定に 5 段階のリッカートスケールを使用した．カテゴリーの項目数は「冷え症の随伴症状」を 20 項目とし，回答の選択肢を「1. まったくそうでない」「2. ほとんどそうでない」「3. どちらともいえない」「4. かなりそうである」「5. 非常にそうである」とした．

◆ 冷え症に関連した日常生活行動

冷え症に関連した日常生活行動を判断する基準は，三浦ら（2001），定方ら（1997）の論文，西洋医学の文献および東洋医学の文献を参考に筆者が作成した（表 12.3）．データの測定には，随伴症状と同様の 5 段階のリッカートスケールを使用した．カテゴリーの項目数は 19 項目とし，回答の選択肢を「1. まったくそうでない」「2. ほとんどそうでない」「3. どちらともいえない」「4. かなりそうである」「5. 非常にそうである」とした．

12.4 予　備　調　査

調査の実施に先立ち，質問紙の項目に対する内容妥当性ならびに，表面妥当性の検討を行った．

内容妥当性の検討は，［冷え症の随伴症状］と［冷え症に関連した日常生活行動］の質問項

表 12.2　冷え症の随伴症状の質問項目

1.	便秘である
2.	下痢になりやすい
3.	尿が近くなり，夜トイレに行く回数が多い
4.	体がだるい
5.	疲れやすい
6.	お腹（子宮）がはりやすい
7.	眠りが浅い
8.	頭が痛い
9.	腰が痛い
10.	手足がじんじんと痛む
11.	しもやけやあかぎれができる
12.	肩がこる
13.	肌が荒れやすい
14.	顔に汗をかく
15.	手，足の裏に汗をかく
16.	手足が冷える
17.	寒がりである
18.	足がむくみやすい
19.	いらいらすることが多い
20.	気分が落ち込むことが多い

表 12.3　冷え症に関連した日常生活行動の質問項目

1.	甘いものをよく食べる
2.	辛いものをよく食べる
3.	酸っぱいものをよく食べる
4.	生野菜をよく食べる
5.	果物をよく食べる
6.	冷たい飲み物を多く飲む
7.	肉類をよく食べる
8.	偏食が多い
9.	ウォーキングなど，運動をする
10.	足などのマッサージをする
11.	毎日入浴する（浴槽に入る）
12.	入浴はぬるめのお湯でゆっくり入る
13.	入浴剤を使用している
14.	不規則な生活をしている
15.	睡眠不足である
16.	夜更かしをすることがある
17.	くつ下やレッグウォーマーなどを着用している
18.	クーラーのきいた所にいることが多い
19.	ストレスが多い

目について行った．臨床経験5年以上の助産師，母性・助産領域の研究の専門家に，その項目が，［冷え症の随伴症状］と［冷え症に関連した日常生活行動］を反映しているかを評価してもらった．

表面妥当性の検討は，実際に使用する質問紙について行った．検討した内容は，回答時間，回答のしやすさ，理解しやすさ，負担感である．

以上の妥当性の検討を予備調査で行い，質問項目を修正し，完成させた．

12.5 調 査 対 象

調査対象は研究に承諾を得られた妊婦である．依頼する時点で以下の条件に合った妊婦とした．対象者数は6～7月130名，11月100名の計230名である．

(1) 体温が安定する妊娠20週以降の正常な妊婦
(2) 今回の妊娠や体温に影響を及ぼすような合併症がないこと（内分泌疾患，自律神経障害，高血圧，心疾患，肝疾患，腎疾患，精神疾患など）
(3) 妊娠経過が正常であること（妊娠高血圧症候群，糖尿病，多胎，胎児異常，貧血などがないこと）
(4) 日本人の女性（外国人女性に冷え症の概念がないため）

12.6 分 析 結 果

分析の手順は，［冷え症を判断する基準（寺澤）］についての質問項目，［冷え症の随伴症状］および［冷え症に関連した日常生活行動］の質問項目，それぞれについて探索的因子分析を行い，統計解析ソフトAMOSを使用し共分散構造分析（構造方程式モデリング）を行った．

分析結果は，図12.1のようになった．4つの潜在変数と観測変数である「深部温温度較差」の関係をみてみると，「深部温温度較差」は〈冷えの認識〉に正の影響を与えており（$\beta=0.33$，$p<0.001$），〈冷えの認識〉は〈冷えに関連した妊娠に伴う症状〉に弱い正の影響を与えている（$\beta=0.20$，$p=0.055$）．さらに〈冷えに関連した妊娠に伴う症状〉は〈不規則な生活〉から直接的な正の影響と（$\beta=0.38$，$p=0.001$），〈陰性食品の摂取〉を介した間接的な正の影響を受けている（不規則な生活→陰性食品の摂取：$\beta=0.30$，$p=0.034$），（陰性食品の摂取→冷えに関連した妊娠に伴う症状：$\beta=0.34$，$p=0.038$）．

なお，構造方程式モデリングによって得られたパス係数，モデルの適合度は，適合性は十分であり，説明力も高いと判断できる．

12.7 因 子 分 析

［冷え症を判断する基準（寺澤）］についての質問項目，［冷え症の随伴症状］および［冷え症に関連した日常生活行動］の質問項目，それぞれについて探索的因子分析を行い潜在因子の抽出を行った．因子分析の方法は，主因子法とし，因子間に相関があると考え，斜交回転（プ

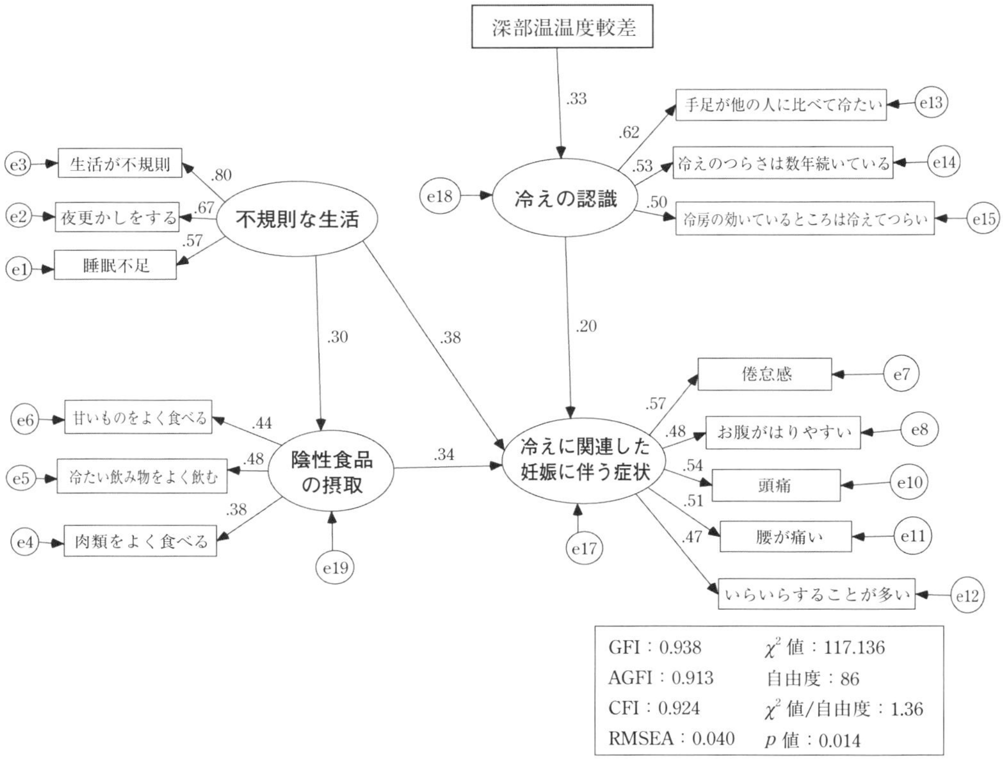

図 12.1　日本人妊婦の冷え症と随伴症状・日常生活行動との構造方程式モデリング

ロマックス法）を選択した．

因子分析を行うにあたり，［冷え症を判断する基準（寺澤）］と［冷え症の随伴症状］との間の相関が強いと判断し，互いに質問内容が類似しており，相関が高い項目を削除し，［冷え症を判断する基準（寺澤）］の項目と［冷え症の随伴症状］の項目を同時に因子分析した．

なお，［冷え症を判断する基準（寺澤）］についての質問項目，［冷え症の随伴症状］および［冷え症に関連した日常生活行動］の質問項目の，因子分析のグループ分けについては，非常に悩んだところであるが，多くの組み合わせパターンで因子分析を行い決定した．決定の理由は，内容が妥当である，あてはまりがよいなどである．

詳細は以下である（図 12.1）．

◆ 因子分析による潜在変数の抽出

［冷え症を判断する基準（寺澤）］の質問項目 20 項目のうち，冷え症の有無を問う「冷え症だと思わない」を削除した．また，「冷房のきいているところは冷えてつらい」と「クーラーはきらいである」，「冬になると冷えるので電気毛布や電気敷布，あるいはカイロなどをいつも用いるようにしている」と「冬には電気毛布や電気敷布を使っている」，「厚着をするのが好きである」と「他の多くの人に比べてかなり厚着する方だと思う」の各項目は，互いに質問内容が類似しており，相関が高かったため（$r<0.4$，$p \leqq 0.01$），「クーラーはきらいである」「冬には電気毛布や電気敷布を使っている」「厚着をする」の項目を削除し，残った 15 項目で因子分

析を行った．その結果，2因子が抽出され，〈冷えの認識〉と〈冷えに対する症状と対策〉と命名した．

［冷え症に伴う随伴症状］については20の質問項目のうち，「体がだるい」と「疲れやすい」は互いに相関が高く（$r<0.72$，$p\leqq 0.01$），「眠りが浅い」と［冷え症に関連する日常生活行動］の「睡眠不足」との間も相関が高かったため（$r<0.46$，$p\leqq 0.01$），「疲れやすい」「眠りが浅い」の項目を削除し，残った18項目で因子分析を行った．その結果，2因子が抽出され，〈冷え症に関連した妊娠に伴う症状〉〈冷えに伴う症状〉と命名した．

［冷え症に関連する日常生活行動］では，19項目すべてで因子分析を行った．その結果，4因子が抽出され，〈不規則な生活〉〈運動〉〈入浴〉〈陰性食品の摂取〉と命名した．なお，各因子の命名については，品詞を揃えるように考慮した．

因子分析の結果の評価は，〈冷えの認識〉と〈冷えに対する症状と対策〉では，カイザー・マイヤー・オルキンの標本妥当性（KMO）は0.65（0.5以上あれば問題ない）であるため妥当であると判断できる．バートレットの球面性検定は<0.001であり，有意に単位行列とは異なるゆえに因子分析を行う価値があると判断した．冷え症に関連する日常生活行動についても，カイザー・マイヤー・オルキンの標本妥当性（KMO）は0.55であるため妥当であると判断できる．バートレットの球面性検定は<0.001であり，有意に単位行列とは異なるゆえに因子分析を行う価値があると判断した．

そして，観測変数として深部温温度較差，先に抽出された［冷え症に関連する日常生活行動］の4つの潜在因子，［冷え症を判断する基準（寺澤）］の2つの潜在因子，［随伴症状］の2つの潜在因子を用い，構造方程式モデリングを行ったところ，［冷え症を判断する基準（寺澤）］の〈冷えの認識〉と［冷え症の随伴症状］の〈冷えに伴う症状〉との間の相関が強かった（$r=0.98$）．そのため，質問項目が類似している「冬や寒い日は小便が近い」「手足が冷える」「寒がり」「気分が落ち込む」を削除し，［冷え症を判断する基準（寺澤）］の項目と［冷え症の随伴症状］の項目を統合し，再び因子分析を施行した．その結果，〈冷えの認識〉〈冷えに関連した妊娠に伴う症状〉の2因子が抽出された．

なお，質問項目は回転後の因子負荷量が0.4以上ある項目を潜在因子の観測変数として採択した．

◆ 共分散構造分析（構造有程式モデリング）による分析

因子分析から得られた因子を潜在変数とし，［冷え症を判断する基準（寺澤）］と［冷え症の随伴症状］の潜在変数は〈冷えの認識〉〈冷え症に関連した妊娠に伴う症状〉，［冷え症に関連する日常生活行動］の潜在変数は〈不規則な生活〉〈運動〉〈入浴〉〈陰性食品の摂取〉とした．また，〈冷えの認識〉の観測変数を因子分析の結果から，「手足が他の人に比べて冷たい」「冷えのつらさは数年続いている」「冷房の効いているところは冷えてつらい」の3項目とした．〈冷え症に関連した妊娠に伴う症状〉の観測変数は「倦怠感」「お腹がはりやすい」「頭痛」「腰が痛い」「いらいらすることが多い」の5項目とした．〈不規則な生活〉の観測変数は「生活が不規則」「夜更かしをする」「睡眠不足」の3項目とした．〈陰性食品の摂取〉の観測変数は「甘いものをよく食べる」「冷たい飲み物をよく飲む」「肉類をよく食べる」の3項目とした．

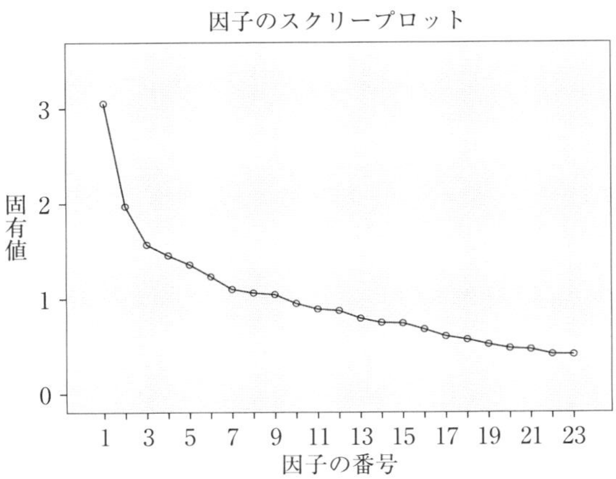

図 12.2　冷えの認識と冷え症に伴う随伴症状のスクリープロット

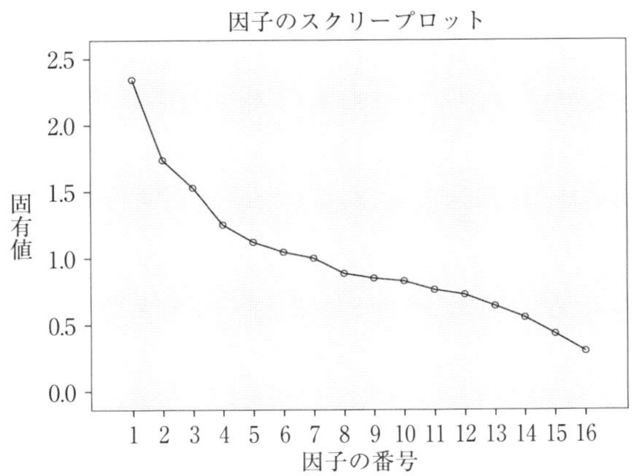

図 12.3　冷えに関連した日常生活行動のスクリープロット

さらに，観測変数であり，客観的生態情報である「深部温温度較差」を独立させ，構造方程式モデリングを施行し，パス図を作成した．しかし最終的に，〈入浴〉〈運動〉については，どの変数においても因果関係に有意差が認められなかったため削除した．

12.8 因子数の決定法

因子数の決定の基準には，カイザー・ガットマン基準とスクリープロット基準がある．

この研究では，固有値の低下状況から，低下が緩やかになる手前が明確であったため（図 12.2，図 12.3），スクリープロット基準にて，固有値の低下が緩やかになる手前の因子数とした．ちなみに，「冷えの認識」「冷え症の随伴症状」では 2 因子，「冷え症に関連する日常生活行動」では 4 因子である．

12.9 因 子 の 解 釈

因子分析の結果，［冷え症を判断する基準（寺澤）］の項目と［冷え症の随伴症状］の項目では，2 因子が抽出された．第 1 因子の変数は「手足が他の人に比べて冷たい」「冷えのつらさは数年続いている」「冷房の効いているところは冷えてつらい」であり，〈冷えの認識〉と命名した．第 2 因子の変数は，「倦怠感」「お腹がはりやすい」「頭痛」「腰が痛い」「いらいらすることが多い」であり，〈冷えに関連した妊娠に伴う症状〉と命名した．

日常生活行動では，4 因子が抽出された．第 1 因子の変数は「生活が不規則」「夜更かしをする」「睡眠不足」であり，〈不規則な生活〉と命名した．第 2 因子の変数は，「肉類をよく食べる」「甘いものをよく食べる」「冷たい飲み物をよく飲む」であり，〈陰性食品の摂取〉と命名した．第 3 因子の変数は「入浴はゆっくりする（逆）」「毎日入浴する（逆）」であり，〈入浴〉と命名した．

第 4 因子の変数は，「マッサージをする（逆）」「運動をする（逆）」であり，〈運動〉と命名

表 12.4　冷えの認識と冷え症の随伴症状の因子分析

質問項目		因子負荷量（パターン係数）	
		第 1 因子	第 2 因子
第 1 因子：冷えの認識			
手足が他の人に比べて冷たい		.618	.137
冷えのつらさは数年続いている		.715	.141
冷房が効いているところは冷えてつらい		.703	.104
第 2 因子：冷えに関連した妊娠に伴う症状			
倦怠感		−.014	.572
お腹がはりやすい		.204	.533
頭痛		.061	.530
いらいらすることが多い		.040	.455
腰が痛い		.107	.422
因子間相関	第 1 因子	1.000	0.125
	第 2 因子	0.125	1.000

因子抽出法：主因子法
回転法：プロマックス法

表 12.5　冷え症に関連する日常生活行動の因子分析

質問項目		因子負荷量（パターン係数）			
		第1因子	第2因子	第3因子	第4因子
第 1 因子：不規則な生活					
生活が不規則		.980	.341	.068	−.252
夜更かしをする		.650	.148	−.103	−.036
睡眠不足		.503	.0161	.021	−.020
第 2 因子：陰性食品の摂取					
肉類をよく食べる		.122	.454	.136	.007
甘いものをよく食べる		.122	.450	.050	−.106
冷たいものをよく飲む		.132	.433	.063	−.150
第 3 因子：入浴					
入浴はゆっくりする（逆）		−.020	.088	.657	.138
毎日入浴する（逆）		.050	.252	.600	−.031
第 4 因子：運動					
マッサージする（逆）		−.106	−.057	.101	.660
運動する（逆）		.041	−.102	.119	.451
因子間相関	第 1 因子	1.000	.327	.015	−.179
	第 2 因子	.327	1.000	.218	−.210
	第 3 因子	.015	.218	1.000	.130
	第 4 因子	−.179	−.210	.130	1.000

因子抽出法：主因子法
回転法：プロマックス法

した．

なお，因子の命名にあたり，母性・助産学の専門家にスーパーバイズを受け決定した．

12.10 各因子の信頼性の検討

信頼性（reliance/reliability）とは測定の精度を意味し，妥当性（validity）とは測定された内容が意図したものとどれだけ一致しているかを意味している．信頼性の高い尺度とは，ある質問項目で「はい」と回答した被験者は，同じ尺度内の別項目でも「はい」と回答するはずである．このような一貫性をチェックする尺度として，クロンバックの α 係数がある．クロンバックの α 係数は，その値が 1 に近付くほど一貫性が高い尺度といえるので，一般的な利用上の目安としては，0.7 ～ 0.8 がよいとされている．ただし，本当に α 係数が 1 になる状況というのは，尺度内の質問項目相互の相関が 1 になるような状況である．つまり，同じ質問項目が並んでいるような状況であり，こうした場合は項目の統合・削除を検討する必要がある．加えて，信頼性は一般に，テストの長さが長いほど，項目数が多いほど高まるといわれている．

本研究での信頼性について，クロンバックの α 係数は〈冷えの認識〉0.55，〈冷えに関連した妊娠に伴う症状〉0.64，〈陰性食品の摂取〉0.42，〈不規則な生活〉0.71 であり〈冷えの認識〉〈陰性食品の摂取〉を除き十分な値であった．しかしながら，〈冷えの認識〉〈陰性食品の摂取〉の項目は，それぞれ 3 項目であり，項目数は少ない．かつ，本研究の因子分析の目的は共分散構造分析（構造方程式モデリング）を行うためのものであり，尺度開発ではない．このような理由から，項目数や内容の変更は必要ないと考え，特に変更はしなかった．

12.11 因子分析と共分散構造分析（構造方程式モデリング）から得られた解釈

因子分析と共分散構造分析（構造方程式モデリング）によるパス図の結果より，前額深部温と足底深部温の温度較差が大きくなるほど，妊婦は冷えていると感じ，さらに冷えをつらいと感じるといえる．

冷え症とその随伴症状についてみてみると，従来の研究では，変数間の関連性の有無を述べているに留まっていたが，因果関係をパス図（構造方程式モデリング）で示した研究はこの研究が本邦初であり，因子間の因果関係を説明することができた．

その結果，〈冷えの認識〉は〈冷えに関連した妊娠に伴う症状〉に弱いながらも正の影響を与えているため，冷えの認識が強まれば，冷え症に関連した妊娠に伴うマイナートラブルも大きくなる可能性がある．

次に，冷えに関連した妊娠に伴う症状と日常生活行動についてみてみると，〈不規則な生活〉をすることは，冷え症に関連した妊娠に伴うマイナートラブルを大きくするとともに，〈陰性食品の摂取〉に影響を与える．さらに〈陰性食品の摂取〉は，冷え症に関連した妊娠に伴うマイナートラブルを悪化させる．つまり〈不規則な生活〉をすることは，直接的および間接的（陰性食品の摂取を介して）に，冷え症に関連した妊娠に伴うマイナートラブルを大きくする可能性がある．このことは，東洋医学での知見と一致していた．したがって，冷え症の軽減において，規則的な生活をすることで，直接冷え症に関連した妊娠に伴う症状（マイナートラブル）の軽減につながるのみならず，陰性食品の摂取にも影響を与え，食事内容が変化することにより，冷え症に関連した妊娠に伴う症状（マイナートラブル）の軽減にもなることが示唆された．

以上の考察からもわかるように，直接観測できない潜在変数と実際に観測した観測変数の間にある因果関係を同定する統計的アプローチである共分散構造分析（構造方程式モデリング）は，現象をとらえるうえで非常に有効である．したがって，潜在変数（＝共通因子）をみつけ出す手法である因子分析は，測定尺度の開発のみならず，共分散構造分析（構造方程式モデリング）の分析を行う上でも，必要不可欠な統計的手法であるといえよう．

文　献

三浦知美・交野妙子・住本和博（2001）青年期女子の「冷え」の自覚とその要因に関する研究．母性衛生，**42**（4），784.

定方美恵子・佐藤　悦・佐山光子（2000）冷え症の客観的評価に関する予備的研究．新潟大学医学部保健学科紀要，**7**（2），215.

定方美恵子 他（1997）女性の冷え症の実態と冷房使用・食生活の関係　年代的特徴を中心に．新潟大学医学部保健学科紀要，**6**（1），47.

寺澤捷年（1987）漢方医学における「冷え症」の認識とその治療．生薬学雑誌，**41**（2），85.

菅沼　栄（1995）冷え症の弁証論治．中医臨床，**16**（3），236.

――― 編 者 講 評 ―――

井部▶　冷え症で悩んでいる現代女性は多い．妊婦では，冷え症はマイナートラブルのみならず早産や微弱陣痛などさまざまな異常の誘引となっている．そのため助産施設などでは冷え症予防のケアや指導が積極的に行なわれてきた．しかし経験知にもとづくことが多く科学的根拠に乏しかった．そこで，冷え症の診断，妊婦の冷え症の随伴症状，冷え症に関連した日常生活行動との関連を調査し，「妊婦の冷え症」の体系化を行なったのが本研究である．調査対象は「日本人の女性」であり，外国人女性には冷え症の概念がないということである．

筆者は，潜在変数を見つけ出して尺度開発を行う際に因子分析を用いるが，さらに共分散構造分析（構造方程式モデリング）によって，直接観測できない潜在変数と実際に観測した観測変数の間にある因果関係を同定するとして，統計的アプローチのおもしろさを紹介している．

つまり，〈冷えの認識〉は〈冷えに関連した妊娠に伴う症状〉に弱いながらも正の影響を与えているので，冷えの認識が強まれば冷え症に関連した妊婦のマイナートラブルが大きくなる可能性がある．さらに〈不規則な生活〉はマイナートラブルを大きくし，〈陰性食品の摂取〉に影響を与え，マイナートラブルを悪化させる．したがって，冷え症の軽減には，規則的な生活をすること，食事内容を変えることが効果的であることを導き出している．ちなみに〈陰性食品の摂取〉因子は，「肉類をよく食べる」「甘いものをよく食べる」「冷たい飲み物をよく飲む」という3項目で構成される．

「妊婦の冷え症」学が一般女性の冷え症に適用可能かどうかが興味深いところである

柳井▶　冷え症の随伴症状の8項目，および冷え症に関連した日常生活行動の10項目についての因子分析の結果が表12.4，表12.5に，これらの因子分析によって得られた4つの因子について，因果関係をパス図で示し，構造方程式モデリングの方法（共分散構造分析ともよばれる）によってそれぞれの潜在因子間の関連を因果係数として示したものが，図12.1である．これらの一連の分析によって，筆者が行った研究全体の流れを知ることができる．

このように，プロマックス回転によって得られる因子（成分）は，相関をもつことが多いので，構造方程式モデルを設定するのに有効となる．つまり，本章の末尾に記載されているように，因子分析は重回帰分析を組み合わせることによって，単に与えられた項目をいくつかの因子に分離するだけでなく，因子間の因果関連の手がかりを得る手法である共分散構造分析（文献：豊田秀樹・前田忠彦・柳井晴夫（1992）原因を探る統計学―共分散構造分析入門，講談社）を行ううえで有用となる．

索　　引

タ 行

ナ 行

ハ 行

ヤ 行

ラ 行

編者略歴

柳井晴夫（やないはるお）

1940年　東京都に生まれる
1970年　東京大学大学院教育系研究科（教育心理学専攻）修了
現　在　聖路加看護大学大学院看護学研究科教授
　　　　大学入試センター名誉教授
　　　　教育学博士，医学博士

井部俊子（いべとしこ）

1947年　新潟県に生まれる
2001年　聖路加看護大学大学院看護学研究科博士課程修了
現　在　聖路加看護大学学長・同大学院看護学研究科教授
　　　　博士（看護学）

看護を測る
―因子分析による質問紙調査の実際―

定価はカバーに表示

2012年5月25日　初版第1刷
2017年3月10日　　　第5刷

編　者　柳　井　晴　夫
　　　　井　部　俊　子
発行者　朝　倉　誠　造
発行所　株式会社 朝　倉　書　店
東京都新宿区新小川町 6-29
郵便番号　162-8707
電　話　03(3260)0141
FAX　03(3260)0180
http://www.asakura.co.jp

〈検印省略〉

ISBN 978-4-254-33006-9　C 3047　Printed in Korea